Enikö Schradi | Eva Wunderer
Praxishandbuch Trialog bei Essstörungen

Enikö Schradi | Eva Wunderer

Praxishandbuch Trialog bei Essstörungen

Mit Online-Materialien

BELTZ JUVENTA

TRES
TRIALOG BEI ESSSTÖRUNGEN

MIX
Papier | Fördert gute Waldnutzung
FSC® C089473
FSC www.fsc.org

Dieses Buch ist erhältlich als:
ISBN 978-3-7799-8547-1 Print
ISBN 978-3-7799-8548-8 E-Book (PDF)
ISBN 978-3-7799-8549-5 E-Book (ePub)

1. Auflage 2025

Verlagsgruppe Beltz
Werderstraße 10, 69469 Weinheim
service@beltz.de

Satz: Helmut Rohde, Euskirchen
Druck und Bindung: Beltz Grafische Betriebe, Bad Langensalza
Beltz Grafische Betriebe ist ein Unternehmen mit finanziellem Klimabeitrag (ID 15985-2104-1001)
Printed in Germany

Weitere Informationen zu unseren Autor:innen und Titeln finden Sie unter:
www.beltz.de

Inhalt

Vorwort

Im Trialog bei Essstörungen kommen Menschen mit Essstörungserfahrungen, Angehörige und Fachkräfte verschiedener Professionen zusammen, um sich auf Augenhöhe auszutauschen und voneinander zu lernen. Dieses Praxishandbuch will Ihnen als Moderierende und Organisierende des Trialogs bei Essstörungen einen Leitfaden an die Hand geben. Weite Teile sind dabei auch auf andere Zielgruppen übertragbar.

Die Grundlage des Praxishandbuchs bilden die Erkenntnisse aus dem Praxisforschungsprojekt **„TRES – Trialog bei Essstörungen"**. Im Rahmen des Projekts wurde der Trialog im Jahr 2023 in sechs deutschen Städten durchgeführt, seitdem sind drei weitere hinzugekommen (März 2025). Außerdem fließen unser beider persönliche Erfahrungen ein, da wir uns seit Jahren als Moderatorinnen im Borderline-Trialog Landshut engagieren.

Der erste Teil des Buchs (Kapitel 1 bis 3) liefert **Hintergrundwissen zum Trialog und zu Essstörungen** und beleuchtet, warum und wobei ein Trialog bei Essstörungen hilfreich sein kann.

Im zweiten Teil (Kapitel 4 und 5) wird es ganz praktisch: Was erwartet Sie als **Organisierende und Moderierende**, wie können Sie einen guten Rahmen für den Trialog schaffen? Was ist bei der Moderation zu beachten und wie können Sie potenziell herausfordernde Situationen meistern? Im Anhang finden Sie dazu weitere Materialien inklusive Checklisten und Vorlagen für Werbematerialien, die Sie online abrufen und individuell anpassen können.

Unser herzlicher Dank gilt allen Einrichtungen, Moderierenden und Trialog-Teilnehmenden des Projekts „TRES" sowie der Vorstudie dazu, die den Trialog bei Essstörungen durch ihr großes Engagement und Vertrauen möglich gemacht haben. Ihr wertvolles Feedback hat uns bei der Erstellung dieses praxisnahen Leitfadens unterstützt. Besonders danken wir den Betroffenen, Angehörigen und Fachkräften, die offen ihre persönlichen Erfahrungen im Trialog und ihre Anregungen zum Konzept eingebracht haben. Diese Beiträge sind für uns eine starke Motivation, den Trialog gemeinsam mit Ihnen, liebe Lesende, als festen Bestandteil der Praxis zu etablieren. Unser Dank geht auch an den Bundesfachverband Essstörungen BFE e.V., der insbesondere die Vorstudie unterstützt hat und uns Raum gab, unsere Erfahrungen mit der Fachpraxis zu teilen.

Und so ist das Vorwort zu diesem Praxishandbuch all jenen gewidmet, die den Trialog bei Essstörungen im Projekt „TRES“ mit ihrem Engagement und ihrer Offenheit bereichert haben. Mit einer Auswahl an Originalzitaten aus der Evaluation lassen wir ihre Stimmen sprechen, um die Erfahrungen, Einsichten und den gemeinsamen Weg, den sie beschreiten, lebendig werden zu lassen.

Person mit eigener Essstörungserfahrung über den Trialog:

„Ich glaube einfach, dass man mehr lernt über das Störungsbild, aber auch über sich selbst und aber auch über andere Menschen. Und vielleicht auch: Wie gehen wir so ein Thema an? Wie gehen wir damit um? Ich habe zum Beispiel auch eine andere Perspektive auf Essstörungen gewonnen, zum Beispiel durch das, was die Fachkräfte gesagt haben. Das ist auf jeden Fall, glaube ich, eine Chance, einfach durch den Austausch mit verschiedenen Gruppen, dass man mehr lernt.“

Angehörige Person über den Trialog:

„Der Trialog ist eine ganz hervorragende Möglichkeit, mit allen Beteiligten ins Gespräch zu kommen und letztendlich die verschiedenen Sichtweisen kennenzulernen. (...) Für mich persönlich war es jetzt ganz eindrücklich, von den betroffenen Patientinnen gewisse Sachen zu hören, die meine Tochter mir nie gesagt hat. (...) Und darum war das für mich eine ganz erhellende Geschichte. Die betroffenen Patientinnen, die waren schockiert über das, wie manches bei den Eltern ankommt und umgekehrt. Und die Therapeuten haben wahrgenommen, dass bei Über-18-jährigen es trotzdem eine Familienerkrankung ist. Und man muss irgendwie schauen, die Eltern da auch mit ins Boot zu holen.“

Fachkraft über den Trialog:

„Also ich glaube, wenn man da als Fachkraft offen ist, sich eben auch andere Meinungen mal anzuhören und andere Erfahrungen anzuhören, da kannst du nur profitieren. Als Fachkraft, finde ich, kannst du nur profitieren, weil wann reden wir denn wirklich mal auf Augenhöhe mit dem Patienten, so wirklich, wirklich auf Augenhöhe, wie man es eben da kann? Eigentlich nie, weil entweder hast du eine Berater- oder Therapeuten-Patienten Beziehung, oder du hast gar keine. Es ist, finde ich, für Fachkräfte eine große Chance. Egal ob Ärzte, Psychotherapeuten, Ernährungsfachkräfte. Also ich kann es jedem empfehlen.“

Facheinrichtung über den Trialog:

> *„Und das ist tatsächlich, fand ich, ziemlich einzigartig im Trialog, dieses Sich-Begegnen auf Augenhöhe und diese Wertschätzung für alle Arten der Expertise, die gleichrangig behandelt wird. Also wo nicht einer dem anderen die Welt erklärt, sondern sich gegenseitig zugehört und voneinander gelernt wird."*

Moderierende Person über den Trialog:

> *„Auch wir, die wir in der Moderation waren, wir lernen auch unglaublich viel aus so einem Trialog. Also es gab wirklich Erfahrungsschätze, die ich so auch noch nicht kannte und die ich einfach in der Moderationsrolle so mitbekommen habe."*

Wir hoffen, dass der Trialog weite Verbreitung findet und vielen Betroffenen, Angehörigen und Fachkräften einen Austausch auf Augenhöhe ermöglicht. Und wir hoffen, Sie fühlen sich mit diesem Praxishandbuch gut auf die Organisation und Moderation vorbereitet und wünschen Ihnen viel Spaß und fruchtbare Trialoge!

Begleitend zu diesem Praxishandbuch bieten wir interessierten Einrichtungen, Organisationen, Vereinen und Einzelpersonen nach Möglichkeit eine Moderationsschulung an. Sprechen Sie uns gerne darauf an. Und natürlich freuen wir uns auf Ihre Anregungen und Rückmeldungen, um den Trialog bei Essstörungen gemeinsam weiterzuentwickeln.

Enikö Schradi und Eva Wunderer
Landshut, April 2025

E-Mail-Adressen:
eni.schradi@gmail.com,
eva.wunderer@haw-landshut.de

Autorinnen

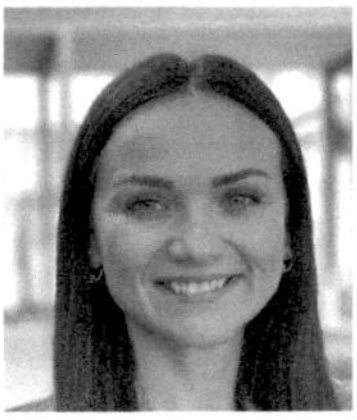

Ich, **Enikö Schradi**, bin Sozialpädagogin B. A. und Klinische Sozialarbeiterin M. A. und befasse mich seit 2019 mit dem Austauschformat des Trialogs. In meiner Masterarbeit evaluierte ich den ersten Borderline-Trialog in Landshut, für den ich mich weiterhin als Mitglied des Organisationsteams und Moderatorin ehrenamtlich engagiere. Der Transfer des Trialogs in den Bereich Essstörungen ist Thema meiner Doktorarbeit. Dieses Konzept wurde im Rahmen meiner Tätigkeit als wissenschaftliche Mitarbeiterin am Forschungsinstitut IKON der Hochschule Landshut zusammen mit Eva Wunderer als Projektleitung entwickelt.

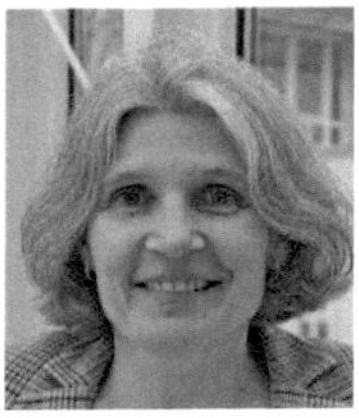

Ich, Prof. Dr. **Eva Wunderer**, bin Diplom-Psychologin und Systemische Paar- und Familientherapeutin und seit Jahrzehnten im Essstörungsbereich tätig. Seit 2009 lehre und forsche ich an der Hochschule Landshut, mit einem Schwerpunkt im Essstörungsbereich, mehr dazu finden Sie bei Interesse hier: https://evawunderer.de/. Ich bin als Moderatorin ebenfalls von Anfang an beim Borderline-Trialog in Landshut dabei und habe die Masterarbeit von Enikö Schradi dazu betreut, aktuell bin ich eine der Betreuerinnen ihrer Promotion.

Teil 1: Hintergrundinformationen zum Trialog und zu Essstörungen

1. Was ist ein Trialog?

Was ist ein Trialog? Wo kommt er her? Wofür kann er hilfreich sein? Und was unterscheidet ihn von anderen Angeboten, wie Selbsthilfe- oder Therapiegruppen? Antworten darauf finden Sie in diesem Kapitel.

1.1 Dreierrede – Wortbedeutung und Definition

Herkunft des Wortes „Trialog“

„Trialog“ ist ein Kunstwort, die Wortteile kommen aus dem Griechischen. „Tria“ bedeutet drei, womit die drei im Trialog vereinten Gruppen gemeint sind: Personen mit eigener Essstörungserfahrung, Angehörige und Fachkräfte. „Log“ verweist auf das griechische Wort „logos“, welches mehrere Bedeutungen hat: sinnvolle Rede, Wort, aber auch Vernunft. Es handelt sich somit im Wortsinn um eine „Dreierrede“.

Definition des Trialogs in der Sozialpsychiatrie

Entsprechend definiert Binder (2008, S. 25) den Trialog im Rahmen der Sozialpsychiatrie als „ein Kommunizieren und sich in Beziehung setzen der drei großen Personengruppierungen, die in Klinik und psychosozialem Umfeld eigene Interessen haben: Die Professionellen, die Betroffenen (Psychiatrie-Erfahrenen) und deren Angehörige.“

Heute wird das Wort auf verschiedene Kontexte bezogen: „Trialog meint die gleichberechtigte Begegnung von Erfahrenen, Angehörigen und professionell Tätigen in Behandlung, Öffentlichkeitsarbeit, Antistigmaarbeit, Lehre, Forschung, Qualitätssicherung, Psychiatrieplanung usw.“ (Bock et al., 2009, S. 4)

Die Ausweitung auf Bereiche jenseits der Behandlung spiegelt die Entwicklung der Trialog-Bewegung wider, die in Kapitel 1.4 kurz beschrieben wird.

1.2 Expertise auf Augenhöhe – wesentliche Merkmale des Trialogs

„Trialog-Veranstaltungen sind zu verstehen als Orte des Erfahrungs- und Wissensaustausches mit dem Ziel, die psychische Erkrankung und die Menschen, die damit konfrontiert sind, besser zu verstehen und zu unterstützen." (Schradi & Wunderer, 2021a, S. 36) Der Trialog bei Essstörungen gibt Personen mit einer spezifischen Erfahrung, in unserem Fall einer Essstörung, Angehörigen und Fachkräften Gelegenheit, sich gleichberechtigt auszutauschen.

Trialog-Veranstaltungen finden zu verschiedenen Themen statt, insbesondere zu Psychosen (Psychoseseminar), Borderline-Persönlichkeitsstörung (Borderline-Trialog) und allgemein zu Erfahrungen mit psychischen Erkrankungen.

Expert:innentum in eigener Sache

Die Teilnehmenden eines Trialogs werden allesamt als Expert:innen in eigener Sache betrachtet (Becher, 2004; Bombosch, 2009) und zugleich als Lernende (siehe Abbildung 1). Dies bedeutet, dass jede Perspektive gleichermaßen wertgeschätzt und als unverzichtbarer Beitrag anerkannt wird. Durch diese Haltung entsteht ein gleichberechtigtes Gespräch auf Augenhöhe, in dem die unterschiedlichen Erfahrungen und das jeweilige Wissen der Beteiligten zu einem gemeinsamen Verständnis beitragen.

- Betroffene Personen sind Expert:innen durch individuelle Krankheits- und Genesungserfahrungen und bringen damit Erfahrungswissen in den Trialog ein.
- Angehörige sind als Teil der Krankheits- und Genesungsgeschichte Expert:innen durch (Mit-)Erfahrung und bringen ebenfalls Erfahrungswissen in den Trialog ein.
- Fachkräfte sind Expert:innen durch Ausbildung und Beruf und bringen durch ihr Fachwissen eine weitere Perspektive in den Trialog ein.

Bei allen Beteiligten sind durch eigene Erfahrungen und Wissensaneignung vielfältige Kompetenzen und Ressourcen vorhanden, die im Trialog gebündelt und gemeinsam genutzt werden.

Abbildung 1: Erfahrungsexpertise im Trialog (eigene Darstellung)

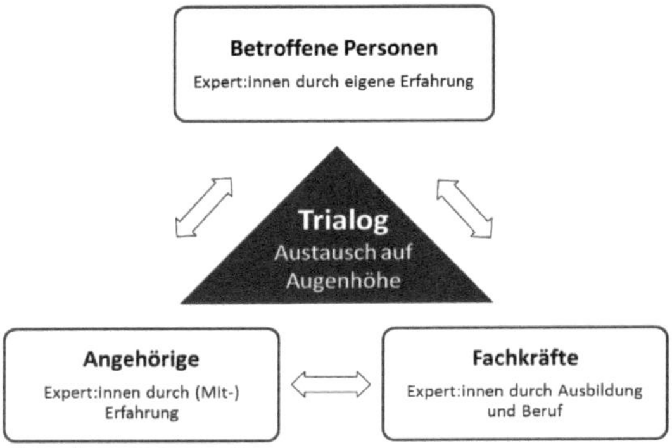

In der Praxis sowie in der (Forschungs-)Literatur zum Trialog werden unterschiedliche Begriffe für Menschen mit Erfahrungen einer psychischen Erkrankung verwendet. Im Psychoseseminar sprach man zunächst von „Psychiatrieerfahrenen", später von „Psychoseerfahrenen" oder einfach „Erfahrenen", die als Expert:innen in eigener Sache gelten. Der am häufigsten verwendete Begriff im Trialog ist jedoch „Betroffene", wie zum Beispiel im Borderline-Trialog, wo damit Menschen mit einer Borderline-Persönlichkeitsstörung gemeint sind. Auch im Kontext von Genesungs- und Angehörigenbegleiter:innen findet sich der Ausdruck „Expert:innen aus Erfahrung", der die reflektierte Expertise durch eigenes Erleben betont. In unserem Praxishandbuch greifen wir auf die Begriffe „Betroffene" und „betroffene Personen" aus der Praxis- und (Forschungs-)Literatur zurück. Gleichzeitig wollen wir das Feld erweitern um die Bezeichnungen „Personen mit eigener Essstörungserfahrung" und „Personen mit eigener Erfahrung einer psychischen Erkrankung", um damit den Fokus auf die Erfahrungen zu richten. All diese Begriffe können jedoch unterschiedlich konnotiert sein und laden zu kritischer Diskussion ein. Es empfiehlt sich daher, die Teilnehmenden eines Trialogs direkt zu fragen, wie sie dazu stehen und wie sie angesprochen werden möchten.

Abhängigkeiten möglichst vermeiden

An einem Trialog nimmt in der Regel nicht eine betroffene Person mit ihren eigenen Angehörigen und den sie behandelnden Fachkräften teil – wie dies z. B. bei familientherapeutischen Settings oder Helfendenkonferenzen der Fall ist. Vielmehr treffen Angehörige auf Personen mit eigenen Essstörungserfahrungen, die sie nicht kennen, Fachkräfte verschiedener Professionen können jenseits fachlicher Rollenverpflichtungen über ihre Erfahrungen berichten und sich mit ihnen nicht bekannten Angehörigen und betroffenen Personen auf Augenhöhe austauschen. Durch diese weniger engen emotionalen Beziehungen können ungezwungene Gespräche stattfinden, bei denen die Teilnehmenden von den Erfahrungen und Sichtweisen der anderen profitieren, mit dem Ziel wechselseitig die Perspektiven, Bedürfnisse und Herausforderungen zu erkennen und besser zu verstehen.

1.3 Trialog ist keine Therapie – Abgrenzung zu anderen Hilfeangeboten

Trialog ist keine Familien- oder Gruppentherapie

Bei einer Trialog-Veranstaltung gibt es, im Unterschied zur Psychotherapie, keine Indikation, keinen Kostenträger und keinen Druck zur Veränderung. Im Vordergrund stehen vielmehr der Austausch von Erfahrungen, Wahrnehmungen und Kenntnissen sowie der Perspektivenwechsel (Bock et al., 2009). Die Moderierenden führen durch den Trialog-Abend, übernehmen aber nicht die Rolle von Beratenden oder Therapeut:innen und greifen deutlich weniger inhaltlich und methodisch ins Gruppengeschehen ein, als dies in der Gruppentherapie der Fall wäre. In der Familientherapie sitzen Personen mit einer psychischen Erkrankung mit ihren eigenen Angehörigen und Behandler:innen zusammen. Im Trialog ist gerade dies nicht der Fall. So können die Teilnehmenden ihre Fragen frei von familiären oder therapeutischen Beziehungen und Abhängigkeiten mit anderen betroffenen Personen, Angehörigen und Fachkräften diskutieren und Erfahrungen und Wissen zum Thema des Trialogs austauschen.

Trialog ist keine Psychoedukation

Der Trialog grenzt sich in Struktur und Haltung deutlich von psychoedukativen Seminaren ab, in denen die Expertise auf Seiten der professionell Tätigen liegt. Hingegen will der Trialog Betroffenen und Angehörigen eine Stimme geben und ihren subjektiven Erlebnissen mit einer psychischen Erkrankung Gehör verschaffen (Bock, 2007).

Trialog ist keine klassische Selbsthilfegruppe

Die trialogische Gesprächskultur geht auf die Initiative einzelner Personen(-gruppen) zurück, die für ihr Mitspracherecht und ihre Partizipation in der Sozialpsychiatrie eintraten. Noch heute werden Trialog-Veranstaltungen überwiegend durch ehrenamtlich Tätige organisiert. Deswegen ist es naheliegend, den Trialog in der Selbsthilfelandschaft zu verorten.

Gleichzeitig unterscheidet sich der Trialog deutlich von klassischen Selbsthilfegruppen, in denen sich Betroffene oder Angehörige jeweils getrennt voneinander zusammenfinden (Schradi, 2020).

Trialog als wertvolle Ergänzung

Entsprechend kann und will der Trialog auch kein Ersatz für Therapie, Psychoedukation oder Selbsthilfegruppen sein. Er ist vielmehr eine Ergänzung, die gerade aus dem Verständnis des Expert:innentums in eigener Sache wertvolle Impulse geben kann; mehr dazu finden Sie in Kapitel 3.

1.4 Keimzelle Psychoseseminar – Geschichte und Wirkungsfeld des Trialogs

Soziale Psychiatrie als Grundlage

Lange Zeit herrschte in der Psychiatrie ein Monolog der ärztlichen und pflegenden Fachkräfte über die Krankheit ihrer Patient:innen, ohne letztere selbst mit ihren persönlichen Auffassungen, Erfahrungen und Erkenntnissen in ihre eigene Behandlung mit einzubeziehen (Siemen, 2007). Dies wandelte sich mit der Psychiatrie-Enquete 1975, einer Untersuchung des Bundestags, die Mängel in der psychiatrischen Versorgung untersuchte und umfangreiche Reformen anstieß (Bundesdrucksache 7/4200, 1975). Die daraus entstandene Forderung nach einer „Sozialen Psychiatrie“ betonte die Bedeutung einer ganzheitlichen und menschenzentrierten Behandlung, die das soziale Umfeld sowie die individuellen Erfahrungen und Perspektiven der Patient:innen berücksichtigt und sie aktiv in die Therapie einbezieht (DGSP 2025; Dörner et al., 2019).

Ursprünge im Psychoseseminar

Die Keimzelle des Trialogs ist das Hamburger Psychoseseminar. Das Konzept wurde 1989 von Prof. Dr. Thomas Bock, Professor für Klinische- und Sozialpsychiatrie am Universitätsklinikum Hamburg-Eppendorf, und Dorothea Buck, Mitbegründerin und ehemalige Ehrenvorsitzende des Bundesverbandes Psychiatrie-Erfahrener e.V. entwickelt. Ausgangspunkt war eine Begegnung in der Hamburger Psychiatrie der Universitätsklinik, wo Thomas Bock ursprünglich ein Seminar für Fachleute und Studierende anbot und Dorothea Buck als Betroffene zu einem Treffen einlud. Daraus entwickelte sich ein Erfahrungsaustausch mit weiteren Mitgliedern von Selbsthilfe- und Angehörigengruppen.

Bock beschreibt die Begegnung mit Dorothea Buck eindrucksvoll auf folgende Weise:

> *„Ohne deren vehemente Forderung, als Psychiatrie-Erfahrene in einer primär als Studentenseminar ausgewiesenen Veranstaltung ebenfalls ‚interviewt' werden zu wollen, wäre dieser erste bewusste und daher historische Trialog, damit gleichermaßen die Geburtsstunde der Psychoseseminare und der offiziellen Trialog-Kultur, wohl nicht so ohne Weiteres, gerade zu dieser Zeit, zustande gekommen." (Bock zit. n. Bombosch et al., 2007b, S. 12)*

In den folgenden Jahren verbreiteten Thomas Bock und Dorothea Buck diesen trialogischen Erfahrungsaustausch auf Lese- und Vortragsreisen und in Psychoseseminaren auch in der Schweiz und in Österreich (Bock, 2007).

Starker Aufwind nach dem Weltkongress für Soziale Psychiatrie

Ein wichtiger Meilenstein zur Verbreitung des Trialogs in der Psychiatrie war der Weltkongress für Soziale Psychiatrie 1994, bei dem alle Foren und Workshops trialogisch besetzt wurden. In der Hamburger Erklärung des XIV. Weltkongress für Soziale Psychiatrie heißt es zum ersten Mal zum Trialog in unserer heutigen Form, man wolle „zu einer gemeinsamen Sprache finden, die von Patienten, Angehörigen und Therapeuten verstanden wird" (Bombosch et al., 2007b, S. 11). Auf der Tagung „Selbstbestimmt leben – Werkstatt Trialogische Psychiatrie" im Jahr 2003 in Magdeburg wurden grundlegende Überlegungen zum Begriff des Trialogs entwickelt, die als „Magdeburger Thesen" bekannt sind. Die erste dieser Thesen besagt, dass der Trialog von Psychiatrie-Erfahrenen, Angehörigen und Fachkräften dann gelebt wird, wenn sie auf Augenhöhe miteinander in Austausch treten (Bombosch et al., 2007a). Im Jahr 2008 gab es in Deutschland bereits 152 Psychoseseminare (Bäuml et al., 2008).

Trialog für Borderline-Persönlichkeitsstörung und andere psychische Herausforderungen in Deutschland

Der erste Borderline-Trialog wurde 2004 in Nürnberg von Anja Link und Christiane Tilly (Betroffenen- und Fachkräfteperspektive) und dem Psychologen Heiner Dehner ins Leben gerufen (Armbrust & Link, 2015).

Trotz anfänglicher Bedenken, dass sich Gespräche in einer großen Runde mit Menschen mit einer Borderline-Persönlichkeitsstörung schwierig gestalten könnten, Angehörige sich nicht öffnen und Fachkräfte ihre professionelle Distanz wahren würden, wurde der erste Borderline-Trialog ein voller Erfolg:

> *„Der Einladung zum ersten bundesweiten Borderline-Trialog folgten im Dezember 2004 mehr als 300 Betroffene, Angehörige und professionell Tätige. Diese Resonanz machte deutlich, dass ein starkes Interesse am gegenseitigen Verstehen war und nach wie vor ist.“* (Armbrust und Link, 2015, S. 14)

Mittlerweile ist der Borderline-Trialog in Deutschland gut etabliert (Armbrust & Link, 2015). Die bundesweite Koordination erfolgt über die Borderline-Trialog Kontakt- und Informationsstellen, die die Gründung neuer Borderline-Trialoge und Regionalgruppen in ganz Deutschland unterstützt (Förderkreis Borderline-Trialog e.V., 2025). Heute gibt es in mehr als 30 Städten Borderline-Trialoge nach dem Nürnberger Konzept, auch im Online- oder Hybrid-Format (Link, 2025, S. 38). Es ist davon auszugehen, dass noch mehr Trialog-Gesprächsabende angeboten werden, die keine Onlinepräsenz haben.

Die konkrete Umsetzung des Trialogs richtet sich nach den Vorstellungen der Teilnehmenden und den vorhandenen Ressourcen; ein veröffentlichtes schriftliches Konzept gibt es bislang nicht. Der Borderline-Trialog München und der Borderline-Trialog Landshut bieten beispielsweise im Frühjahr und Herbst Blockveranstaltungen mit mehreren Terminen und, wenn möglich, parallellaufenden Gesprächsgruppen an, die idealerweise trialogisch moderiert werden. Der vorliegende Ansatz für den Trialog bei Essstörungen greift viele der Erfahrungen aus dem Borderline-Trialog auf.

Europaweite Verbreitung des Trialogs

Inzwischen werden im deutschsprachigen Raum vereinzelt auch andere störungsspezifische Trialog-Veranstaltungen etwa zu Sucht und Depression, in der Schweiz auch zum Thema Essstörungen angeboten (Pro Mente Sana, 2025).

Neben Deutschland, der Schweiz (Burr et al., 2021) und Österreich (Amering et al., 2002) wird der Trialog zunehmend auch in anderen Ländern – überwiegend als störungsunspezifischer Mental Health Trialog – erfolgreich ausprobiert und umgesetzt, etwa in Liechtenstein (www.dachverband.li/Gesundheit/Trialog, Zugriff am 17.03.2025), Italien (https://www.ariadne.bz.it, Zugriff am 17.03.2025), Spanien (Eiroa-Orosa & Incera-Rosas 2024), Großbritannien (Kaselionyte 2016, et al.), Frankreich (www.psy-trialogue.webnode.fr, Zugriff am 17.03.2025) oder Polen (www.lonia.pl/trialog, Zugriff am 17.03.2025). Diese Entwicklung spricht für den Erfolg der Trialog-Veranstaltungen.

Ein bemerkenswertes Beispiel ist das Mental Health Trialogue Network Ireland. Im Rahmen eines Projekts zur Verbesserung von Gesundheitsdienstleistungen wurde der Trialog in sieben irischen Gemeinden für

„service users, service providers, family members/friends and interested community members" eingeführt und wissenschaftlich evaluiert (MacGabhann et al, 2018; Dunne et al., 2018). Ziel war es, das Bewusstsein für psychische Erkrankungen, für die Erfahrungen von Betroffenen und Angehörigen sowie für bedürfnisorientierte Unterstützungsangebote im Bereich der psychischen Gesundheit zu schärfen. Dabei wurde ein partizipativ Ansatz gewählt, bei dem alle Beteiligten aus der jeweiligen Gemeinde aktiv einbezogen wurden. Als Kommunikationsgrundlage diente der Offene Dialog (Seikkula & Arnik, 2022). Zudem formulierte das *Mental Health Trialogue Network Ireland* gemeinsame Leitlinien für die Teilnehmenden und Moderierenden der Trialoge (MacGabhann et al., 2012).

Breites Wirkungsfeld

Der Trialog geht im Sinne einer Partizipation von Betroffenen, Angehörigen und Fachkräften über die jeweiligen Trialog-Veranstaltungen hinaus und wirkt in den psychiatrischen Alltag hinein: durch Behandlungsvereinbarungen, den Offenen Dialog (Open Dialogue) in der Krisenintervention bei schweren psychischen Erkrankungen oder die Durchsetzung der Genesungsbegleitung von Expert:innen aus Erfahrung für andere Erfahrene einer psychischen Erkrankung und von Angehörigen für Angehörige, die im Folgenden noch kurz beschrieben wird und für die der Trialog in Deutschland eine wichtige Basis bildete. So fördert der Trialog nicht nur die Zusammenarbeit in der Gesundheitsversorgung, sondern trägt auch zur Antistigmaarbeit bei. Bock (2012) führt in seinem Beitrag zu „Impulsen aus dem Trialog" weitere Partizipationsformen auf, die sich aus der trialogischen Bewegung herausgebildet haben: Beschwerdestellen, Fortbildungen und Lehre, Tagungen, Forschungsprojekte, Planungsgremien und Leitlinienkommissionen.

Entsprechend engagieren sich Betroffene, Angehörige und Fachkräfte gemeinsam in Projekten zur öffentlichen Aufklärung und Prävention, die weit über den therapeutischen Rahmen hinausgehen. Initiativen wie „Irre menschlich Hamburg" (www.irremenschlich.de, Zugriff am 17.03.2025) und „BASTA München" (www.bastagegenstigma.de, Zugriff am 17.03.2025) zeigen, wie betroffene Personen durch ihre aktive Teilnahme als Referent:innen das Verständnis psychischer Erkrankungen in der Gesellschaft fördern und Vorurteile abbauen, etwa durch Fortbildungsangebote für die Polizei. Bei „Irrsinnig Menschlich e.V." berichten Psychiatrieerfahrene, Angehörige und Fachkräfte gemeinsam über seelische Erschütterungen und laden Schüler:innen von der Grundschule bis zur Hochschule ein, Vorurteile abzubauen (www.irrsinnig-menschlich.de, Zugriff am 17.03.2025.

Auch die Forschung bereichert der Trialog: Ein Beispiel ist das „Hamburger SuSi-Projekt“ – eine trialogische Forschungsgruppe, die sich mit dem subjektiven Sinn des Symptomerlebens auseinandersetzt. Die Ergebnisse bestätigen qualitative Daten aus Psychoseminaren und unterstreichen die Bedeutung von Sinnfindung bei Psychose-Erfahrungen (Bock et al., 2010). Immer mehr Forschungsprojekte entstehen, die partizipativ und betroffenenkontrolliert sind, wie etwa die integrierte Arbeitsgruppe „Psychische Gesundheiten*“ an der Medizinischen Hochschule Brandenburg, in der Forschende mit und ohne Erfahrungsexpertise zusammenarbeiten (www.mhb-fontane.de/de/psychische-gesundheiten, Zugriff am 17.03.2025).

1.5 Die Psychiatrie verändern – zur Bedeutung von Erfahrungswissen

Peer-Arbeit bedeutet, dass Menschen mit Krisen-, Erkrankungs-, Genesungs- und Psychiatrieerfahrung ihr persönliches Erleben zur Unterstützung von anderen Betroffenen und Angehörigen einsetzen und somit als Expert:innen aus Erfahrung tätig werden (Mahlke et al., 2015). Die institutionelle Form von Unterstützung durch Psychiatrie-Erfahrene in der psychiatrischen Versorgung wird „Genesungsbegleitung“, „Experienced Involvement (EX-IN)“ oder eben „Peer-Support“ bzw. „Peer-Arbeit“ genannt. Der gemeinsame Erfahrungshintergrund von Hilfesuchenden und Unterstützenden steht anstelle professionell angewandter Methoden im Vordergrund (Utschakowski, 2016).

Dieser Austausch von Erfahrungswissen über „die Wirkung von Medikamenten, die Bedeutung von Diagnosen, das Erleben von und der Umgang mit psychischen Phänomenen und die unterschiedlichen Erklärungen für die seelischen Erschütterungen“ kann für andere Betroffene von großem Nutzen sein (Utschakowski, 2016, S. 16).

Die Bedeutung von Erfahrungswissen ist dabei vielfältig: Es ergänzt das praktische Fachwissen von Fachkräften und das wissenschaftliche Deutungswissen und bietet vielfältige Perspektiven. Indem Betroffene und Angehörige ihre Erfahrungen aktiv in die soziale und gesundheitliche Versorgung einbringen, wird ihre Perspektive anerkannt und wertgeschätzt. Durch Beteiligung von Personen mit eigener Erfahrung einer psychischen Erkrankung an Entscheidungsprozessen, Forschung und Versorgung werden Empowerment und Partizipation gefördert und es entstehen nachhaltigere, bedarfsorientierte Lösungen (Gebrande et al., 2024).

Das mittlerweile etablierte Curriculum zur Qualifizierung als EX-IN Genesungsbegleiter:in entwickelte sich innerhalb des zweijährigen europäischen „Leonard da Vinci Pilotprojekts" von 2005 bis 2007. Dort kam es zu einem europäischen Austausch zwischen Psychiatrie-Erfahrenen, Angehörigen, Wissenschaftler:innen und Fachkräften, Ausbildungseinrichtungen und psychiatrischen Diensten aus Norwegen, Schweden, den Niederlanden, England, Slowenien und Deutschland (Leonardo da Vinci Pilot Projects, 2007). Das Projekt etablierte 2008 die Lehr- und Lernpläne der jetzigen EX-IN Ausbildung, die mittlerweile mehr als 25 Ausbildungsstandorte in den deutschsprachigen Ländern hervorgebracht hat. Inzwischen gibt es auch Kurse zur Qualifizierung von Angehörigenbegleiter:innen (EX-IN Deutschland e.V., 2025).

In Deutschland wird die Peer-Arbeit immer häufiger als fester Bestandteil in der psychiatrischen Versorgung im Bereich der Einzelberatung, in Gruppenangeboten oder Krisenintervention (Mahlke et al., 2019) oder bei der Ausbildung von Fachkräften eingeführt (Locher et al., 2019). Zusammenfassende wissenschaftliche Studien, welche den Einsatz von Genesungsbegleiter:innen in unterschiedlichen Settings untersuchen, bieten hinreichende Evidenz für die positive Wirkung von Peer-Arbeit (Mahlke et al., 2015; 2019).

> *„Denn EX-IN bedeutet nicht nur eine neue Berufsgruppe zu etablieren, der Stimme der Psychiatrie-Erfahrenen mehr Geltung zu verschaffen und deren Erfahrung zu nutzen, sondern auch, die Psychiatrie zu verändern"* (Jahnke, 2014, S. 10)

1.6 Zusammenfassung

Der Trialog blickt auf eine mehr als drei Jahrzehnte lange Geschichte zurück und war bislang vor allem im Bereich Psychose und Borderline-Persönlichkeitsstörung verbreitet. Entscheidende Merkmale sind der Austausch auf Augenhöhe jenseits familiärer und fachlicher Abhängigkeiten zwischen den drei Expert:innengruppen: betroffene Personen haben ihre Expertise durch ihre lebensgeschichtliche Erfahrung einer psychischen Erkrankung, Angehörige gewinnen ihre Expertise durch (Mit-)Erfahrung und Fachkräfte durch Ausbildung. Ziel des Trialogs ist es, das Verständnis für psychische Erkrankungen zu vertiefen und die Perspektive der drei beteiligten Gruppen einander näherzubringen. Der Trialog ist als eine Ergänzung zu bestehenden Behandlungsformen zu sehen und regte vielfältige antistigmatisierende und partizipative Entwicklungen an. Wie bedeutsam Erfahrungswissen in der sozialpsychiatrischen Versorgung ist, wurde in den vergangenen Jahren in Deutschland zunehmend erkannt und beforscht.

2. Was sind Essstörungen?

Essstörungen zählen zu den psychosomatischen Erkrankungen, nicht zu den Suchterkrankungen, auch wenn die umgangssprachlichen deutschen Bezeichnungen (z. B. Magersucht) dies nahelegen. Essen bzw. Nicht-Essen ist dabei nicht das Problem, sondern der Problemlöseversuch, also der Versuch, mit hintergründigen Problemen und Konflikten umzugehen, die die Personen aktuell nicht auf andere Weise bewältigen können. In Beratung und Therapie geht es daher immer sowohl um die konkrete Symptomatik als auch um die bio-psycho-sozialen Hintergründe.

2.1 Wenn das Körpergewicht den Selbstwert bestimmt – Formen von Essstörungen

In den neuesten Versionen der Diagnosesysteme DSM-5 (Diagnostisches und Statistisches Manual Psychischer Störungen, APA, 2015) und ICD-11 (International Classification of Diseases and Related Health Problems; auf Deutsch noch in der Entwurfsfassung; BfArM, 2025) werden drei Hauptformen von Essstörungen unterschieden: die Anorexia nervosa, die Bulimia nervosa und die Binge-Eating-Störung. Daneben gibt es eine Reihe von sonstigen (nicht) näher bezeichneten oder laut ICD-10 atypischen Essstörungen sowie Fütterstörungen, wobei letztere sich nicht auf ein frühes Lebensalter beschränken.

Anorexia nervosa

Hauptmerkmal der Anorexia nervosa (ins Deutsche übersetzt: „psychisch bedingte Appetitlosigkeit") ist ein signifikant niedriges Körpergewicht infolge einer Einschränkung der Energieaufnahme. Was „signifikant niedrig" ist, wird dabei unterschiedlich beschrieben. So ist im DSM-5 (APA, 2015) im Unterschied zu früheren Versionen keine Gewichtsgrenze mehr definiert, während in der ICD-11 (BfArM, 2025) ein Body-Mass-Index (BMI) von weniger als 18,5 kg/m^2 – bzw. bei Kindern und Jugendlichen ein Gewicht unterhalb der 5. Altersperzentile – oder alternativ ein rascher Gewichtsverlust (z. B. mehr als 20 % des gesamten Körpergewichts innerhalb von 6 Monaten) als Richtwert benannt werden.

Personen mit Anorexia nervosa haben große Angst zu dick zu werden, was auch als „Gewichtsphobie" bezeichnet wird. Die Wahrnehmung des eigenen Körpers ist oft gestört, er wird selbst bei starkem Untergewicht noch als unförmig und dick erlebt. Gerade zu Beginn der Erkrankung erkennen Personen mit Anorexia nervosa häufig nicht den Schweregrad ihrer Erkrankung. Wenn der Angst vor einer Gewichtszunahme lediglich mit einer starken Einschränkung der Essensauswahl und -menge begegnet wird, spricht man in den Diagnosemanualen DSM-5 und ICD-11 vom Subtyp der **restriktiven Anorexia nervosa**. Nicht selten treten jedoch auch Essanfälle auf und eine Gewichtszunahme wird mit nachfolgenden Kompensationsmaßnahmen, wie Erbrechen oder Einnahme von Abführmitteln, verhindert – in diesem Fall handelt es sich um den **Binge-Eating/Purging-Typ** (engl. binge-eating = Essgelage, purging = reinigen, abführen).

Figur und Gewicht nehmen bei der Anorexia nervosa starken Einfluss auf die Selbstbewertung – ein weiteres Kriterium in den oben benannten Diagnosesystemen. Die Gedanken der Personen mit Anorexia nervosa kreisen oftmals exzessiv um das Thema Essen, Gewicht und Körperumfang und werden laufend kontrolliert. Das Essverhalten sowie die ganze Tagesstruktur wirken zwanghaft und wenig flexibel. Lebensmittel werden häufig in „gut" (oft kalorienarm, fettarm) und „böse" eingeteilt, viele Personen mit Anorexia nervosa haben umfangreiche Listen von Nahrungsmitteln, die sie sich selbst verbieten. (Wunderer, 2015)

Die eingeschränkte Nahrungsaufnahme bedingt eine Reihe körperlicher Begleit- und Folgeerscheinungen, wie häufiges Frieren, Schwindel, da Herzfrequenz und Blutdruck absinken, gastrointestinale Beschwerden, Haarausfall, Osteoporose, Amenorrhoe und Libidoverlust. Auch im Gehirn zeigen sich Veränderungen (Hirnatrophie) und eine früh einsetzende und langanhaltende Anorexia nervosa kann sich auf das Körperlängenwachstum auswirken. (Herpertz et al., 2019)

Bulimia nervosa

Bulimia heißt übersetzt „Ochsenhunger" (von griechisch limos = Hunger und bous = Ochse) – schon die diagnostische Bezeichnung ist somit stigmatisierend (siehe Exkurs: Stigmatisierung durch Sprache von Hasenöhrl et al., 2022). Hauptmerkmal sind laut den Diagnosesystemen DSM-5 (APA, 2015) und ICD-11 (BfArM, 2025) wiederholte Essanfälle, auf die Kompensationsmaßnahmen folgen, um einer Gewichtszunahme entgegenzuwirken. Beides muss mindestens einmal pro Woche über mehrere Wochen hinweg erfolgen. Im Unterschied zur Anorexia nervosa vom Binge-Eating/Purging-Typ ist das Körpergewicht bei der Bulimia nervosa jedoch nicht im Niedriggewichtsbereich. Zwischen den Essanfällen essen Personen mit einer Bulimia nervosa oft restriktiv und verbieten sich süße und fettreiche Nahrungsmittel, die dann bei Essanfällen konsumiert werden (Wunderer, 2015).

Essen, Figur und Gewicht nehmen, wie auch bei der Anorexia nervosa, übermäßig Einfluss auf die Selbstbewertung. Da die Essanfälle häufig mit starken Scham- und Schuldgefühlen verbunden sind, ziehen sich viele Personen mit Bulimia nervosa aus ihrem sozialen Umfeld zurück und halten ihre Erkrankung so nicht selten über Jahre hinweg verborgen (Wunderer, 2015).

Die körperlichen Begleit- und Folgeerscheinungen sind bei der Bulimia nervosa in der Regel weniger gravierend als bei der Anorexia nervosa, oftmals kommt es infolge des Erbrechens zu Zahnschäden und gastrointestinalen Beschwerden, gefährlich können Entgleisungen des Elektrolythaushalts sein (Herpertz et al., 2019).

Exkurs: Stigmatisierung durch Sprache

Schon die diagnostischen Bezeichnungen bei Essstörungen sind stigmatisierend: „Ochsenhunger“ (Bulimia nervosa), „Essgelage“ (Binge-Eating). Personen mit Essstörungen begegnen in ihrem Alltag und selbst im professionellen Kontext häufig sprachlicher Stigmatisierung. Dies beginnt bei Bagatellisierungen, die Essstörungen als reine Probleme mit dem Essen oder „pubertäre Spinnereien“ verharmlosen. Hinzu kommt häufig die fälschliche Bezeichnung der Essstörung als „Frauenkrankheit“, die es männlichen Personen erschweren kann, sich die eigene Essstörung einzugestehen und mit dieser Gehör zu finden. Nicht selten werden Personen mit Essstörungen darüber hinaus mit herabsetzenden Begriffen konfrontiert, z. B. „Anorexe“, „Knochengestell“, „fette Sau“, „Fressanfall“, viele nutzen selbst stigmatisierendes Vokabular, um sich und ihre Symptomatik zu bezeichnen. Fachkräfte sind folglich aufgerufen, ihre sprachlichen Formulierungen zu prüfen und – auch mit den Klient:innen gemeinsam – zu reflektieren. Es kann helfen, externalisierende Formulierungen zu verwenden (z. B. „Person mit Essstörung“ statt „Essgestör-te:r“), um die Identifikation mit der Essstörung zu reduzieren und den Raum und Blick für andere Lebensbereiche zu öffnen. (Hasenöhrl et al., 2022). Dies gilt auch für den Trialog bei Essstörungen.

Binge-Eating-Störung

Bei der Binge-Eating-Störung treten ebenfalls Essanfälle auf, jedoch gibt es – im Unterschied zur Bulimia nervosa – kein Kompensationsverhalten. Daher haben Personen mit Binge-Eating-Störung oft ein erhöhtes Körpergewicht. Die Binge-Eating-Störung ist die „jüngste“ der Essstörungen, sie wurde in DSM-5 (APA, 2015) und ICD-11 (BfArM, 2025) erstmalig als eigenständige diagnostische Kategorie aufgenommen, vorher musste sie als „atypische“ bzw. „nicht näher bezeichnete“ Essstörung diagnostiziert werden.

Wie bei der Bulimia nervosa müssen die Essanfälle laut der Kriterien in den oben genannten Diagnosemanualen auch bei der Binge-Eating-Störung mindestens einmal pro Woche über mehrere Monate hinweg auftreten. Dabei werden oft große Mengen Nahrung in kurzer Zeit konsumiert, meist alleine, sehr schnell, ohne Hungergefühl, mit einem Gefühl des Kontrollverlusts und bis zu einem unangenehmen Völlegefühl (APA, 2015; BfArM, 2025). Viele Personen mit Binge-Eating-Störung beschreiben starke Scham-, Schuld- und Ekelgefühle infolge der Essanfälle und dadurch einen erheblichen Leidensdruck sowie eine deutliche Beeinträchtigung psychosozialer Funktionen (Wunderer, 2015).

Nicht (näher) bezeichnete Essstörungen

Neben den drei Hauptformen gibt es eine Reihe sogenannter (nicht) näher bezeichneter Essstörungen (im ICD-10 werden diese als „atypischer Essstörungen" bezeichnet). Diese „Restkategorie" beinhaltet zum einen Essstörungen, bei denen einzelne diagnostische Merkmale der Anorexia oder Bulimia nervosa bzw. der Binge-Eating-Störung nicht erfüllt werden. Daneben sind im DSM-5 (APA, 2015) zwei weitere Formen beschrieben: Bei der **Purging-Störung** kommt es zu gegenregulierenden Maßnahmen, jedoch (im Unterschied zur Bulimia nervosa) ohne dass objektive Essanfälle vorhanden sind. Das **Night-Eating-Syndrom** beschreibt übermäßiges nächtliches Essen, wobei sich die Person des Essens bewusst ist und sich daran erinnern kann. Die Folge sind Leiden und/oder Beeinträchtigung in psychosozialen Funktionsbereichen.

Fütterstörungen

Sowohl im DSM-5 (APA, 2015) als auch in der ICD-11 (BfArM, 2025) umfasst das entsprechende diagnostische Kapitel neben Essstörungen auch sogenannte Fütterstörungen. Diese sind nicht an die ersten Lebensjahre und den Vorgang des „Fütterns" gebunden. Der Unterschied zur Essstörung besteht vielmehr darin, dass Bewertungen, Sorgen und Ängste rund um Körperform und -gewicht keine wesentliche Rolle spielen. Bei Pica werden Dinge gegessen, die nicht zum Verzehr geeignet sind, bei der Ruminationsstörung (auch Regurgitation) wird wiederholt Nahrung wieder hochgewürgt.

Während diese beiden Diagnosen auch in den Vorgängerversionen bereits enthalten waren, wurde die **Störung mit Vermeidung oder Einschränkung der Nahrungsaufnahme** (**ARFID**: Avoidant/Restrictive Food Intake Disorder) neu aufgenommen (APA, 2015; BfArM, 2025). Kennzeichen der ARFID sind eine zu geringe Nahrungsaufnahme und folglich Mangelerscheinungen und/oder Gewichtsverlust sowie eine Beeinträchtigung des psychosozialen Funktionsniveaus. Die Esseneinschränkungen sind dabei nicht Folge einer Angst vor einer Gewichtszunahme – dann wäre es eine Ess- und keine Fütterstörung – und auch nicht durch kulturelle Gepflogenheiten erklärbar. Als Gründe werden vielmehr sensorische Empfindlichkeit gegenüber Nahrungsmitteln, ein generelles Desinteresse am Essen oder essensbezogene Ängste benannt, beispielsweise infolge eines Erstickungsanfalls oder einer allergischen Reaktion auf ein Nahrungsmittel. (Bourne et al., 2020)

Muskeldysmorphie und Orthorexia nervosa

Die Muskeldysmorphie ist im DSM-5 (APA, 2015) bei der körperdysmorphen Störung und damit bei den Zwangsstörungen eingeordnet, zeigt aber viele Schnittmengen mit Essstörungen. Personen mit Muskeldysmorphie beschäftigen sich übermäßig mit der Muskelmasse ihres Körpers und erleben diese als unzulänglich, selbst wenn sie objektiv beträchtlich ist. Muskeldysmorphie betrifft nicht nur, aber häufig Jungen und Männer. Daraus können extremes Trainingsverhalten, Diät, sozialer Rückzug, Medikamentenmissbrauch und Funktionseinbußen sowie Scham- und Schuldgefühle resultieren. (Strobel et al., 2020).

Die Orthorexia nervosa hat (noch) keinen Krankheitswert, sie ist also nicht in den diagnostischen Manualen enthalten. Nichtsdestotrotz kann orthorektisches Verhalten in einem Trialog thematisiert werden, weswegen es hier kurz beschrieben wird: Von der Wortbedeutung her bedeutet Orthorexie ein Streben nach der richtigen („ortho") Ernährung („-rexie"). Kernmerkmal der Orthorexia nervosa ist folglich die fortwährende sorgenvolle Beschäftigung mit gesunder Ernährung (Cena et al., 2019). Oftmals entstehen stereotype Verhaltensmuster rund um Essen und Ernährung, je nach Ausmaß, Leidensdruck und psychosozialer Funktionsbeeinträchtigung kann die Orthorexia nervosa Krankheitswert haben. In den Symptomen finden sich Ähnlichkeiten zu Ess- aber auch zu Zwangsstörungen (Barthels, 2024).

2.2 Gefährlich häufig – Epidemiologie und Verlauf von Essstörungen

Prävalenz von gestörtem Essverhalten und Essstörungen

Anzeichen gestörten Essverhaltens finden sich bei 19,8 % der deutschen Jugendlichen. Dies ist das Ergebnis der zweiten Welle der repräsentativen KiGGS-Studie zur Gesundheit von Kindern und Jugendlichen des Robert Koch-Instituts. Dabei sind Mädchen (27,9 %) deutlich häufiger erkrankt als Jungen (12,1 %). Grundlage der Erhebung ist der sogenannte „SCOFF-Fragebogen", ein Screening-Instrument, das beispielsweise erfragt, ob sich die Person übergibt, wenn sie sich unangenehm voll fühlt, ob sie sich Sorgen macht, mit dem Essen nicht mehr aufhören zu können oder ob sie in letzter Zeit mehr als 6 kg in drei Monaten abgenommen hat; werden mindestens zwei der fünf Items bejaht, liegt ein Verdacht auf eine Essstörung vor. (Cohrdes et al., 2019)

Nicht jede junge Person, die im SCOFF auffällige Werte aufweist, hat oder entwickelt eine manifeste Essstörung. Die Prävalenzzahlen für klinisch relevante Essstörungen unterscheiden sich stark von Studie zu Studie, was unter anderem damit zusammenhängt, dass diesen verschiedene Versionen der Diagnosesysteme zugrunde liegen und unterschiedliche Populationen mit unterschiedlichen Messinstrumenten befragt werden. Silén und Keski-Rahkonen (2022) kommen in ihrer narrativen Übersichtsarbeit zur weltweiten Prävalenz von Essstörungen zu dem Schluss, dass in westlichen Ländern bis zu 18 % der jungen Frauen und bis zu 2 % der jungen Männer bis zum frühen Erwachsenenalter an einer Essstörung erkranken. Essstörungen treten, wenngleich seltener, auch in höherem Lebensalter auf, insbesondere bei Frauen rund um die Menopause (Mangweth-Matzek et al., 2023).

Die deutlich niedrigeren Prävalenzzahlen bei Jungen und Männern sind auch darauf zurückzuführen, dass Essstörungen nach wie vor fälschlicherweise als „Frauenkrankheiten“ gelten und bei Jungen und Männern eher übersehen werden, und dass Erhebungsinstrumente oft eher auf Mädchen und Frauen zugeschnitten sind (Rubo et al., 2020). Essstörungen scheinen bei LGBT Jugendlichen und Erwachsenen gehäuft aufzutreten, häufiger als bei heterosexuellen und cisgeschlechtlichen Personen (Parker & Harriger, 2020). Dabei sind transgender Personen besonders gefährdet, eine Essstörung zu entwickeln (Keski-Rahkonen, 2023). Als Begründung werden unter anderem belastende Erfahrungen der Stigmatisierung und Diskriminierung angeführt, die die körperliche und psychische Gesundheit beeinträchtigen (Keski-Rahkonen, 2023; Parker & Harriger, 2020).

Verschärfung im Zuge der COVID-19-Pandemie

Die COVID-19-Pandemie und die in ihrem Zuge ergriffenen Maßnahmen zeigten und zeigen deutliche Auswirkungen auf die psychosoziale Gesundheit junger Menschen. Expert:innen sprechen in Bezug auf Essstörungen bei jungen Menschen von einer „Schattenpandemie“ (Couturier & Norris, 2023). Die Anzahl der Neuerkrankungen ist ebenso wie die Anzahl stationärer Aufnahmen stark angestiegen (Kohring et al., 2023; Witte et al., 2022). Zudem findet sich in vielen Studien eine Verstärkung der Essstörungssymptomatik, was unter anderem auf die veränderte bzw. fehlende Tagesstruktur, Isolation, den erschwerten Zugang zu Hilfsangeboten und Einflüsse (sozialer) Medien zurückzuführen ist (zusammenfassend Wunderer et al., 2024a). Entsprechend forderte der

Deutsche Ethikrat in einer Ad-hoc-Empfehlung vom 28. November 2022 (S. 4f.) „eine schnelle, nachhaltige und verteilungsgerechte Verbesserung der Versorgungssituation namentlich im Bereich der Diagnostik und der Versorgung mit präventiven, therapeutischen und teilhabefördernden Angeboten".

Komorbidität und Mortalität

Dies ist auch vor dem Hintergrund zu sehen, dass Essstörungen als eine der gefährlichsten Erkrankungen des Jugend- und jungen Erwachsenenalters gelten: Die Mortalitätsrate von Personen mit einer Anorexia nervosa ist gegenüber der Allgemeinbevölkerung fast sechsfach erhöht (Schmidt et al., 2016). Durch starken Gewichtsverlust, Unter- und Fehlernährung können viele Organe nachhaltig geschädigt werden, das Suizidrisiko ist deutlich erhöht (Auger et al., 2021).

Zudem werden Essstörungen meist von komorbiden psychischen Störungen begleitet. Sehr häufig sind Depressionen, Angst- und Zwangsstörungen, Persönlichkeitsstörungen wie die Borderline-Persönlichkeitsstörung, auch Substanzmissbrauch und Sucht, AD(H)S sowie Autismus-Spektrum-Störungen treten ebenfalls vermehrt auf (Herpertz et al., 2019). Die psychosozialen Auswirkungen von Essstörungen und das Risiko, (lebenslang) komorbid an psychiatrischen Erkrankungen zu leiden, sind erheblich, vor allem, wenn die Anorexia nervosa bereits im Kindesalter beginnt (Grilo et al., 2021).

Prognose von Essstörungen

Essstörungen sind heilbar, laut einer umfassenden systematischen Übersichtsarbeit von Solmi und Kolleg:innen (2024) genesen 46 % der Personen mit Essstörungen vollständig, wobei Kinder und Jugendliche eine bessere Prognose haben als Erwachsene. Wechsel zwischen den Essstörungsformen, z. B. von Anorexia nervosa zu Bulimia nervosa oder von den drei Hauptformen zu atypischen Formen oder umgekehrt, sind nicht selten.

Oft vergehen viele Monate oder sogar Jahre, bis eine professionelle Behandlung erfolgt: Austin et al. (2021) nennen in ihrer Überblicksarbeit je nach Art der Essstörung Zeiten zwischen 29,9 und 67,4 Monaten. Dies scheint auch für Kinder zu gelten: In der Studie von Grilo et al. (2021) führten die mit dem Untergewicht assoziierten Schwierigkeiten lediglich bei rund 40 % der Personen mit einem Beginn der Anorexia nervosa in der Kindheit dazu, dass professionelle Hilfe in Anspruch genommen wurde – bei einem Beginn im Jugendalter waren es knapp 34 %. Die Autor:innen sehen dies auch darin begründet, dass Essstörungen zu oft nicht erkannt und nicht schnell genug darauf reagiert wird.

2.3 Bio, psycho und sozial – Entstehung von Essstörungen

Essstörungen werden durch viele unterschiedliche Faktoren beeinflusst: biologische, psychologische sowie soziale bzw. soziokulturelle.

Abbildung 2: Biopsychosoziales Erklärungsmodell der Essstörung

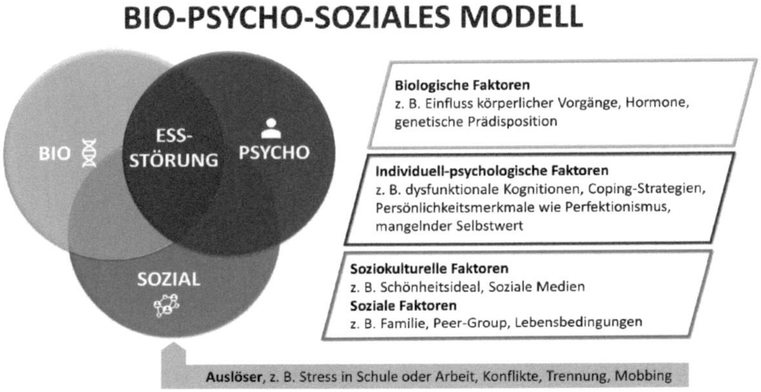

(Wunderer et al., 2024b)

Biologische Einflussfaktoren

Auf der biologischen Seite spielen genetische Faktoren eine Rolle, ebenso Mikrobiota des Darms, Neurotransmitter und Hormone wie Leptin, das an der Regulierung der Nahrungsaufnahme und des Körpergewichts beteiligt ist (Barakat et al., 2023).

Psychologische Einflussfaktoren

Psychologische Risikofaktoren sind unter anderem Essstörungen und Gewichtsprobleme in der Kindheit, Persönlichkeitsmerkmale, wie ein hohes Kontrollbedürfnis und eine perfektionistische Einstellung (insbesondere bei Anorexia nervosa), negative Selbstbewertung und mangelndes Selbstwertgefühl sowie ein negatives Körperbild. Hinzu kommen typische dysfunktionale Denkmuster, beispielsweise ein starkes dichotomes bzw. Schwarz-Weiß-Denken („entweder ich bin dünn und perfekt oder ich bin ein:e Versager:in") und die Tendenz, negative Dinge auf sich zu beziehen („immer und überall geht alles schief und ich allein bin daran schuld") und zu Lasten der eigenen Person zu erklären. (zusammenfassend Wunderer, 2015)

Zwar berichten viele Personen mit Essstörungen traumatische Erfahrungen, einschließlich emotionalen oder sexuellen Missbrauchs; dies ist jedoch kein spezifischer Risikofaktor, da es genauso auch für andere psychische Erkrankungen gilt (Barakat et al., 2023).

Essstörungen sind oftmals ein Lösungsversuch für hintergründige Probleme und erfüllen somit zentrale Funktionen: Durch Nicht-Essen und Gewichtsabnahme können Kontrolle und Sicherheit erlebt werden, Essen und Essanfälle dienen der Emotionsregulation, durch die Annäherung an ein Körperideal wird der eigene Selbstwert geschützt bzw. gesteigert (Wunderer et al., 2020). „Die Essstörung ermöglicht Bindung und Sicherheit als ‚Zufluchtsort', erlaubt den Rückzug aus einer als überfordernd erlebten Welt" (Schradi et al. 2024, S. 108). Nicht selten identifizieren sich Personen mit Essstörungen mit ihrer Erkrankung (McNamara & Parsons, 2016) und es fällt ihnen schwer, die „Essstörungsidentität" im Genesungsverlauf aufzugeben.

Soziale und soziokulturelle Einflussfaktoren

Dies kann, im Sinne der sozialen Identität (Cruwys et al., 2016; Haslam et al., 2018), durch eine Peergroup unterstützt werden, die ebenfalls viel Wert auf Figur und Gewicht legt oder essgestörtes Verhalten zeigt – selbst im Behandlungskontext können sich entsprechende „Teufelskreise" sozialer Ansteckung ergeben (Wunderer et al., 2022b).

Auf Seiten der sozialen Einflussfaktoren ist weiterhin die Familie zu nennen. Allerdings bringen Schuldzuschreibungen nicht weiter, Eltern und Geschwister sind vielmehr oft eine zentrale Ressource auf dem Genesungsweg, die erkannt und einbezogen werden sollte (van Malderen et al., 2023). Negative Einflussfaktoren sind jedoch psychische Erkrankungen und Essstörungen in der Familie (Barakat et al., 2023). Auch Kritik an Essverhalten, Figur und Gewicht und ungünstiges Modellverhalten von Familienmitgliedern in Bezug auf Ernährung und Bewegung können zu gestörtem Essverhalten beitragen, ebenso der Einsatz von Essen als Erziehungsmittel: Dadurch wird Essen mit Gefühlen verknüpft („Wenn du jetzt brav bist, gibt es einen Nachtisch"), was das sogenannte emotionale Essverhalten befördert z. B. Essen gegen Traurigkeit, Einsamkeit oder um eine innere Leere zu füllen (zusammenfassend Wunderer, 2015; Fiechtl, 2024).

Soziokulturelle Einflussfaktoren sind die in westlichen Ländern vorherrschende Gleichung „schlank = schön = erfolgreich" und das entsprechende Schönheitsideal. Soziale Medien verstärken den Druck, da sie permanent vielfältige Vergleiche ermöglichen: Wie sehen die anderen aus? Kann ich mit meinem Körper mithalten? Dies führt nicht selten dazu, dass der eigene Körper genau begutachtet und als minderwertig und unzureichend erlebt wird. Um sich dem Ideal des vermeintlich perfekten Körpers anzunähern, wie er auf Bildern und in Videos präsentiert wird, passen Nutzer:innen in der Folge ihr Ernährungs- und Bewegungsverhalten an, was den Weg in die Essstörung ebnen kann (Wunderer et al., 2022a).

2.4 Essverhalten und Hintergründe – Behandlung von Essstörungen

Ebenso wie die Entstehung von Essstörungen ist auch die Behandlung bio-psycho-sozial, es bedarf folglich eines multiprofessionellen Teams. Die Behandlung kann im ambulanten, teilstationären bzw. tagklinischen und stationären Setting stattfinden, je nach Schwere der Essstörungs- sowie der komorbiden Symptomatik und der psychosozialen Beeinträchtigungen.

Medizinische Begleitung

Die medizinische Begleitung muss vor allem bei der Anorexia nervosa engmaschig erfolgen, häufig erfordern komorbide Erkrankungen eine pharmakologische Behandlung. Um mögliche Begleit- und Folgeerscheinungen der Essstörung zu kontrollieren, sind neben regelmäßigen Gewichtskontrollen unter anderem Überprüfungen der Laborwerte und der Herz- und Nierenfunktion angezeigt. Die S3-Leitlinie „Diagnostik und Therapie der Essstörungen" fasst den Kenntnisstand zusammen und gibt Empfehlungen auch zur Diagnostik der körperlichen Symptomatik (Herpertz et al., 2019); sie befindet sich aktuell in Überarbeitung.

Ernährungstherapie

In der Ernährungstherapie wird daran gearbeitet, wieder eine Mahlzeitenstruktur zu etablieren, wenn nötig das Körpergewicht zu regulieren, Essanfälle und Erbrechen zu reduzieren, verbotene Lebensmittel in den Speiseplan aufzunehmen und das Essverhalten insgesamt flexibler zu gestalten (Haas & Boschmann, 2015). Hilfreiche Methoden sind Essprotokolle und -pläne, gemeinsames Einkaufen und Kochen sowie begleitete Mahlzeiten. Ziel ist, sich beim Essen wieder an den eigenen Körpersignalen zu orientieren, also nach Hunger und Sättigung zu essen – und dass emotionales Essverhalten entsprechend abnimmt (Baumer & Wunderer, 2009).

Psychotherapeutische Behandlung

Die psychotherapeutische Behandlung bedarf gemäß der S3-Leitlinie (Herpertz et al., 2019) essstörungsspezifischer Expertise. Abhängig von der Art der Essstörung empfiehlt die Leitlinie unterschiedliche Therapieverfahren als Methode der Wahl, zumeist kognitiv-behaviorale, familienbasierte/-therapeutische und/oder psychodynamische bzw. tiefenpsychologische Ansätze. Aktuell werden in Deutschland zudem neue ambulante Modelle erprobt, erfolgversprechend erscheinen das Family-Based Treatment (FBT) (Haas et al., 2024) sowie das Home Treatment (HoT) (Herpertz-Dahlmann et al., 2021), die sich vor allem an jüngere Personen mit Essstörungen richten und das familiäre und soziale Umfeld stark einbeziehen.

Themen in der psychotherapeutischen Behandlung sind, neben der individuellen Essstörungssymptomatik, hintergründige emotionale, kognitive und interaktionelle Schwierigkeiten, die soziale (Re-)Integration, Prävention und Rückfallprophylaxe sowie die Behandlung komorbider Erkrankungen (Herpertz et al., 2019).

Soziale Arbeit

Die Förderung der soziale (Re-)Integration fällt genuin auch in das Aufgabenfeld der Sozialen Arbeit – bzw. der Klinischen Sozialarbeit als Fachsozialarbeit. Sie ist in Beratungseinrichtungen für Menschen mit Essstörungen unabdingbar. Fachkräfte aus der Sozialen Arbeit respektive Sozialpädagogik bilden dort die am stärksten vertretene Berufsgruppe (Wunderer et al., 2016). Die Soziale Arbeit sieht die Person in ihrem sozialen Umfeld und berücksichtigt neben der Lebensweise in starkem Maße die Lebenslage. Entsprechend kann sie Menschen mit Essstörung in Schule bzw. Beruf, bei Wohnen, Freizeitaktivitäten und Alltagsstrukturierung sowie beim Aufbau und der Pflege sozialer und familiärer Beziehungen und Netzwerke unterstützen (Wunderer, 2015).

Im Beratungskontext spielt Online-Beratung insbesondere seit der COVID-19-Pandemie eine wichtige Rolle, zumal Essstörungen vor allem junge Menschen betreffen, in deren Lebenswelt das Internet unabdingbar ist. Zur Professionalisierung der digitalen Beratung bei Essstörungen wurden Qualitätsleitlinien entwickelt, die Fachkräften konkrete Hinweise und Reflexionsanregungen, und Ratsuchenden Orientierung bieten (Hofer et al., 2023).

2.5 Zusammenfassung

Essstörungen werden in den Diagnosesystemen DSM-5 und ICD-11 in Haupt- und sonstige Formen unterteilt, die Hauptformen sind Anorexia nervosa, Bulimia nervosa und Binge-Eating-Störung. Diese drei Essstörungsformen lassen sich im Wesentlichen hinsichtlich des Körpergewichts und des (Nicht-)Vorhandenseins von Essanfällen und Kompensationsmaßnahmen unterscheiden.

Essstörungen sind weit verbreitet und betreffen vor allem junge Menschen, wobei Mädchen und Frauen stärker betroffen sind als Jungen und Männer. Die COVID-19-Pandemie hat das Risiko weiter verstärkt und zu einem deutlichen Anstieg der Fallzahlen geführt, was dringend eine Verbesserung der Versorgungssituation erfordert. Trotz guter Heilungschancen bei frühzeitiger Intervention bleibt das Risiko schwerwiegender körperlicher und psychischer Folgeschäden bestehen, insbesondere wenn Essstörungen nicht rechtzeitig erkannt und behandelt werden.

Essstörungen entstehen durch das Zusammenspiel biologischer, psychologischer und sozialer bzw. soziokultureller Faktoren. Entsprechend erfordert auch die Behandlung von Essstörungen einen bio-psycho-sozialen Ansatz und ein multiprofessionelles Team aus Medizin, Ernährungstherapie, Psychotherapie und (Klinischer) Sozialer Arbeit.

3. Wozu ein Trialog bei Essstörungen?

Nachdem die vorangegangenen Kapitel den Trialog vorgestellt und über Essstörungen informiert haben, geht es in diesem Kapitel darum, warum und wobei Trialoge generell und vor allem auch speziell bei der Behandlung der Essstörung unterstützen könnten.

3.1 Was spricht für den Trialog? – Forschungsbefunde zu Trialog-Veranstaltungen

Der aktuelle Forschungsstand zum Trialog gründet sich im deutschsprachigen Raum auf Studien zum Psychoseseminar (Bäuml et al., 2008; Becher und Zaumseil, 2007; Burr et al., 2021; von Peter et al., 2015) und zum Borderline-Trialog (Schradi, 2020; Schradi & Wunderer 2021a). Im europäischen Raum gibt es eine Studie zum Psychoseseminar aus Großbritannien (Kaselionyte 2016 et al.) und zwei zu störungsübergreifenden Mental Health Trialogen in Irland (MacGabhann et al. 2018; Dunne et al. 2018) und Barcelona (Eiroa-Orosa & Incera-Rosas 2024).

Diese Forschungsbefunde zeigen, dass das trialogische Vorgehen eine gute Möglichkeit für alle Beteiligen bietet, subjektive Wahrnehmungen und Erfahrungen auszutauschen und durch die Erfahrungen von Stellvertreter:innen, also anderen erfahrenen Personen, Handlungs- und Bewältigungsstrategien weiterzuentwickeln. Der „Erfahrungs- und Wissensaustausch wirkt sich positiv auf den Umgang mit der Erkrankung aus, fördert das gegenseitige Verständnis und setzt einen Lernprozess auf allen Seiten in Gang.“ (Schradi, 2023, 25).

Die wesentlichen Punkte, die in den Trialog-Veranstaltungen beobachtet werden konnten, sind im Folgenden kurz zusammengefasst und können in den oben genannten Quellen bzw. in der Dissertation von Enikö Schradi ausführlicher nachgelesen werden:

Offener Austausch auf Augenhöhe

Grundlage des Trialogs ist der offene Austausch in einem sicheren Rahmen, der auf Augenhöhe ohne Bewertung stattfindet und auf gegenseitigem Bemühen um Verständnis beruht.

Betroffene, Angehörige und Fachkräfte tauschen sich über ihre individuellen Erfahrungen, Emotionen sowie über Erfahrungs- und Fachwissen aus. Es geht unter anderem um psychische Erkrankungen, deren Auswirkungen auf die eigene Person und auf Beziehungen zu anderen, Belastungen und Herausforderungen im Alltag und Beruf, Stigmatisierungsprozesse sowie Machtdynamiken und Hürden im psychosozialen Hilfesystem. Ebenso werden Behandlungsmethoden, individuelle Bewältigungsstrategien und Recovery-Prozesse, Ressourcen, Wünsche und Erwartungen sowie als notwendig erachtete Veränderungen im Versorgungssystem diskutiert.

Vor allem für Fachkräfte ist es ungewohnt und nicht immer einfach, sich in die Rolle der Lernenden zu begeben und sich als Person mit Stärken und Schwächen nahbar zu zeigen. Doch gerade das Aufgeben der beruflichen Distanz ermöglicht eine neue Beziehungsgestaltung und eine gleichberechtigte Kommunikation miteinander.

Betroffene Personen nutzen den Trialog als Chance das Wort zu ergreifen, ihre Sicht der Dinge hervorzuheben und damit ihren Handlungsspielraum zu erweitern. Anders als in einer Behandlungs-, Beratungs- oder Betreuungssituation, in der die professionell Tätigen, insbesondere Ärzt:innen, die Definitionsmacht haben, erleben sich Personen mit eigener Erfahrung einer psychischen Erkrankung als Gestaltende des Trialogs und als Expert:innen ihrer Erkrankung.

Angehörige werden im Gesundheitssystem häufig übersehen und erleben ein Gefühl der Hilflosigkeit. Im Trialog finden Angehörige eine Anlaufstelle für ihre Sorgen und Fragen, können einen Transfer zu ihrer jeweiligen Situation herstellen und Alternativen für den Umgang mit ihren Familienmitgliedern finden.

Neue Perspektiven und Verständnis durch das Lernen an Stellvertretenden

Verständnis für die Perspektive von Betroffenen, Angehörigen und Fachkräften gelingt im Trialog oft leichter, weil sich dort überwiegend Menschen begegnen, die nicht füreinander verantwortlich und voneinander abhängig sind. Die Geschichten anderer Betroffener und Angehöriger als Stellvertretende können mit mehr Distanz und ohne Schuldgefühle wahrgenommen werden.

Gemeinsamkeit, Mut und Zuversicht

Die Teilnehmenden lernen im Trialog Angehörige kennen, die interessiert und offen sind, sowie betroffene Personen, die als Vorbilder fungieren und Mut machen. Das Gefühl, nicht allein zu sein, und die Aussicht auf Besserung sind für betroffene Personen und Angehörige ermutigend. Als besonders hilfreich werden dabei die Erzählungen von Personen mit eigener Erfahrung einer psychischen Erkrankung empfunden, die bereits weiter vorangeschritten auf ihrem Weg durch die Erkrankung sind.

Wissenszuwachs

Sowohl Betroffene als auch Angehörige und Fachkräfte können ihr Wissen über die Erkrankung, verschiedene Behandlungsmethoden und individuelle Genesungswege erweitern.

Reflexion der eigenen Haltung im Hilfeprozess als Fachkraft

Fachkräfte können aus dem Trialog für ihren beruflichen Alltag lernen, sei es über die Erkrankung und ihre Auswirkung auf verschiedenen Ebenen oder über ihre Klient:innen und deren Hilfebedarf. Betroffene und Angehörige als Expert:innen zu erleben, kann die eigene Einstellung und Haltung gegenüber den Klient:innen verändern. Zudem erhalten Fachkräfte unbeschönigtes Feedback, das als Chance gesehen werden kann, das eigene Vorgehen zu reflektieren.

Fachkräfte bestätigen in Evaluationen zudem, Erfahrungen aus den Trialogen stellenweise in den Berufsalltag übernommen zu haben, etwa indem sie Personen mit einer psychischen Erkrankung mehr bezüglich ihrer Genesung zutrauen, stärker auf deren Bedürfnisse achten und versuchen, eine trialogische Kommunikation umzusetzen.

Multiprofessioneller Diskurs

Ein weiterer Vorteil des Trialogs liegt im Diskurs unterschiedlichster Berufsgruppen aus der Sozialen Arbeit, (Psycho-)Therapie, Medizin und Pflege. Dadurch werden ein multiprofessioneller Ansatz und die Integration der unterschiedlichen professionellen Kompetenzen gefördert.

Grenzen des Trialogs

Der Trialog kann sich somit auf vielerlei Weise positiv auf betroffene Personen, Angehörige und Fachkräfte im psychosozialen Arbeitsfeld auswirken – gleichwohl gibt es auch Grenzen.

Der Trialog kann eine Therapie nicht ersetzen, da er nicht erlaubt, genauer auf die Probleme der einzelnen Person einzugehen. In akuten Krankheitsphasen kann der Trialog für betroffene Personen herausfordernd und aufwühlend sein (Schradi, 2020). Und wenn sehr viel über langwierige Krankheitsverläufe gesprochen wird, kann der Trialog entmutigen – dies sollte die Moderation entsprechend eindämmen (vgl. Kapitel 5.4 zu herausfordernden Situationen).

Zudem fällt es gerade Fachkräften oft schwer, ihre Rolle als Lernende und Zuhörende im Trialog zu finden, da ihr Berufsalltag von Verantwortung und Handlungsdruck gekennzeichnet ist (von Peter et al., 2015). Wohl auch deshalb sind Fachkräfte beispielsweise in den Psychoseseminaren häufig unterrepräsentiert und zurückhaltend in ihren Äußerungen (Becher & Zaumseil, 2007). Und schließlich kann die

Repräsentativität der Teilnehmenden im Trialog hinterfragt werden, also inwiefern sie als Stellvertretende typisch für ihre jeweilige Gruppe sind. Fachkräfte erleben Angehörige und Betroffene im Trialog oft als offener und reflektierter als die Klient:innen, denen sie in der Behandlungssituation begegnen. Betroffene Personen befürchten, dass genau nur diejenigen Fachkräfte zum Trialog kommen, die in der Praxis ohnehin schon stärker auf Augenhöhe kommunizieren (von Peter et al., 2015). Becher und Zaumseil (2007) stellte in ihren Interviews mit Fachkräften im Psychoseseminar in der Tat fest, dass alle bereits einen tendenziell partnerschaftlichen Umgang mit ihren Klient:innen pflegten, unkonventionelle Therapieausbildungen durchlaufen hatten oder über eine Doppelerfahrung als Person mit eigener Erfahrung einer psychischen Erkrankung und Fachkraft verfügten.

3.2 Was spricht für den Trialog bei Essstörungen? – Hintergründe und Forschungsbefunde

Essstörungen sind weit verbreitet und haben schwerwiegende, teilweise lebensbedrohliche bio-psycho-soziale Auswirkungen (vgl. Kapitel 2). Sie beeinflussen in hohem Maße das Leben und Wohlergehen von Personen mit einer Essstörung und deren Angehörigen, seien es Eltern, Geschwister, Kinder, Partner:innen oder Freund:innen (zusammenfassend Wunderer, 2015).

Personen mit eigener Essstörungserfahrung sind in ihrer Teilhabe eingeschränkt und mit vielfältigen psychosozialen Ausschlussprozessen konfrontiert, unter anderem weil ihre Erkrankung es ihnen oft unmöglich macht, Schule oder Berufsleben weiterzuführen und sie sich sozial zurückziehen. Oft dauert es mehrere Jahre, bis Personen mit Essstörungen und ihre Angehörigen professionelle Hilfe suchen und erhalten.

Zudem werden Essstörungen gesellschaftlich stigmatisiert und bagatellisiert. Essstörungen werden als „Schönheitswahn“, „Wohlstandskrankheit“ und Problem mit dem Essen abgetan, als „Frauenkrankheiten“ genderspezifisch besetzt, als individuelles oder familiäres Scheitern verstanden. Eine systematische Übersichtsarbeit von Foran et al. (2020) bestätigt, dass Stigmatisierungsprozesse sich negativ auf die psychosoziale und körperliche Genesung, die Essstörungssymptomatik und die Inanspruchnahme von Hilfe auswirken.

Angehörige fühlen sich belastet und oftmals ängstlich, hilflos, verzweifelt, traurig und schuldig, zugleich aber auch wütend. Viele Eltern ziehen sich zurück, vernachlässigen eigene Bedürfnisse, werden psychisch und physisch anfällig, ihre Lebensqualität sinkt, nicht wenige zeigen Angst- und Depressionssymptome in klinischem Ausmaß (Kocsis-Bogar et al., 2023, Treasure & Livanou, 2024). Zugleich fühlen sie sich oft schlecht informiert und wenig in die Behandlung einbezogen. Partner:innen von Personen mit Essstörungen erleben häufig Ausgrenzung und Zurückweisung, auch in Bezug auf körperliche Nähe und Intimität. Dies erzeugt Konflikte, ebenso wie das Essverhalten der Betroffenen. Geschwister sind eine weitere stark involvierte, jedoch wenig beachtete Angehörigengruppe (Maon et al., 2020), ebenso Kinder betroffener Personen. Durch die Modellfunktion, die Lernerfahrungen in der Familie und nicht zuletzt auch genetische Faktoren besteht ein erhöhtes Risiko, selbst ebenfalls an einer Essstörung zu erkranken. In einer Studie von Areemit et al. (2010) mit Geschwistern von Personen mit Essstörungen sahen 80 Prozent ihre Lebensqualität durch die Essstörung eingeschränkt.

Fachkräfte sehen sich mit großen Herausforderungen konfrontiert, unter anderem durch die häufig ambivalente Motivation vieler Betroffener aufgrund von Scham- und Schulgefühlen sowie Stigmatisierungserfahrungen (Daugelat et al., 2023). Betroffene wie Helfende machen die Erfahrung, dass es zu langen Krankheitsverläufen, Rückfällen und erneuten Behandlungen kommt.

Vor dem Hintergrund der Erfahrungen aus dem Psychoseseminar und dem Borderline-Trialog (vgl. Kapitel 3.1) und der spezifischen Bedarfe und Bedürfnisse von Personen mit Essstörungen und ihren Angehörigen sowie Fachkräften in der Arbeit mit Menschen mit Essstörungen ist anzunehmen, dass der Trialog auch bei Essstörungen eine wertvolle zusätzliche Unterstützung bieten kann:

- **Partizipation auf Augenhöhe:** Personen mit eigener Essstörungserfahrung und Angehörige – im Sinne von Expert:innen durch (Mit-)Erfahrung – werden in ihrer Expertise und Eigenverantwortung ernst genommen. Alle Trialog-Teilnehmenden sind in der Rolle der Expert:innen und Lernenden zugleich.
- **Gleichberechtigter Erfahrungs- und Wissensaustausch:** Trialog-Teilnehmende lernen die Sichtweise, Bedürfnisse und Belastungen der anderen besser kennen, was Selbstreflexion, Akzeptanz, Toleranz, Verständnis für die Erkrankung, Wertschätzung und Hoffnung fördern sowie Stigmata, Vorurteile und Isolation abbauen kann.
- **Lernprozess durch Stellvertretenden-Effekt:** Teilnehmende lernen durch die Erfahrungen der anderen Teilnehmenden unabhängig von familiären und therapeutischen Beziehungen.
- **Multiprofessioneller Austausch und Selbstreflexion:** Fachkräfte „blicken über ihren Tellerrand“, erleben die trialogische Haltung, reflektieren ihre Rolle im Hilfeprozess und profitieren vom

Erfahrungsaustausch über Behandlungsmethoden und Herausforderungen. Der Trialog kann zudem zum Ort für multiprofessionellen Austausch werden.

- **Niedrigschwellige Anlaufstelle:** Der Trialog ist eine zusätzliche und niedrigschwellige Hilfemöglichkeit bei Essstörungen. Eine Teilnahme ist selbstbestimmt, anonym und meist kostenfrei möglich, ohne dass dafür ein Antrag für eine spezielle Hilfemaßnahme oder eine Überweisung durch eine Fachperson erforderlich ist.
- **Erweiterung des Angebots:** Einrichtungen oder Selbsthilfegruppen, die den Trialog anbieten, schaffen mit dem Trialog ein weiteres Angebot für Betroffene, Angehörige und Fachkräfte.

3.3 Wie können wir den Trialog bei Essstörungen umsetzen? – „TRES – Trialog bei Essstörungen"

Unsere Erfahrungen aus der Moderation und Evaluation des Borderline-Trialogs brachten uns im Jahr 2021 auf die Idee, den Trialog auch auf Essstörungen zu übertragen. Eine Vorstudie zeigte, dass das Vorhaben auf positive Resonanz in der Praxis stößt (Schradi & Wunderer 2021b). Daraus entstand das Projekt „TRES – Trialog bei Essstörungen", das die Grundlage dieses Praxishandbuchs bildet.

3.3.1 Die Vorstudie

Im Rahmen der Vorstudie führten wir im Jahr 2021 eine Literatur- und Internetrecherche sowie eine Befragung deutscher Facheinrichtungen durch, letztere in Zusammenarbeit mit dem Bundesfachverband Essstörungen BFE e.V. als maßgeblichem Zusammenschluss der im Bereich Essstörungen tätigen Beratungsstellen, Wohngruppen und stationären Einrichtungen in Deutschland (Schradi & Wunderer 2021b). Lediglich zwei Einrichtungen boten zu diesem Zeitpunkt vereinzelt Trialog-Veranstaltungen bei Essstörungen an: die „Fachberatung bei Essstörungen dick und dünn Nürnberg e.V." und „waagnis – Beratungsstelle zu Essstörungen in Regensburg". Ein Konzept gab es laut Auskunft der Einrichtungen nicht, auch sei kein schriftliches Feedback von den Teilnehmenden des Trialogs eingeholt worden. Auf der anderen Seite äußerten sich fast alle in der Erhebung befragten 29 Einrichtungen positiv zu einem Trialog bei Essstörungen, rund drei Viertel konnten sich vorstellen, ein solches

Angebot selbst anzubieten, wenn ausreichend Ressourcen und ein Konzept zur Umsetzung des Trialogs bei Essstörungen zur Verfügung stehen (Schradi & Wunderer 2021b).

Die befragten Einrichtungen erwarteten sich vom Trialog bei Essstörungen eine Plattform für einen gleichberechtigten Austausch und Perspektivenwechsel, um das gegenseitige Verständnis zu fördern, Selbstwirksamkeit zu stärken und neue Anregungen für Behandlungs- und Beratungsmethoden zu ermöglichen (Schradi & Wunderer 2021b).

Das Angebot fehlte also, nicht jedoch das Interesse und die Bereitschaft der Einrichtungen, den Trialog auszuprobieren – und so entstand aus der Vorstudie das Projekt „TRES – Trialog bei Essstörungen".

3.3.2 Das Praxisforschungsprojekt „TRES – Trialog bei Essstörungen"

Im Projekt „TRES – Trialog bei Essstörungen" an der Hochschule Landshut konnten wir den Trialog als neues Unterstützungsangebot im Bereich Essstörungen in Zusammenarbeit mit professionellen Einrichtungen für Essstörungen erproben und evaluieren. Finanziert wurde das Projekt vom Institut Sozialer Wandel und Kohäsionsforschung (IKON) der Hochschule Landshut, das auch die Vorstudie zum Trialog unterstützt hatte. Wir begannen am 01.08.2022, Projektende war am 30.09.2024.

Die Kooperationseinrichtungen

Alle Einrichtungen, die in der oben beschriebenen Vorstudie in Kooperation mit den Bundesfachverband Essstörungen BFE e.V. Interesse am Trialog gezeigt hatten, wurden im Herbst 2022 erneut angesprochen und in einem ausführlichen Gespräch über das Projekt „TRES – Trialog bei Essstörungen" informiert.

Fünf Einrichtungen machten sich daraufhin mit uns auf den Weg:

- Therapie-Centrum für Essstörungen (TCE) in München
- Waagnis – Beratungsstelle zu Essstörungen in Regensburg
- Suchtberatungsstelle des SkF Bamberg e.V. Bereich Essstörungen
- Beratungszentrum Ess-Störungen in Leipzig (BEL) und
- dick und dünn e.V. in Berlin

Sie führten den Trialog bei Essstörungen als Trialog-Blockveranstaltung mit vier Gesprächsabenden von jeweils zwei Stunden in einer Gruppe von maximal 20 Personen im Zeitraum März bis Juni 2023 nach dem

Konzept „TRES" durch und ermöglichten so eine Evaluation. Die Kooperationseinrichtungen erhielten zur Vorbereitung ein schriftlich ausgearbeitetes Konzept, den Vorläufer dieses Praxishandbuchs, die Moderierenden wurden online in der Moderationsschulung für den Trialog bei Essstörungen geschult.

Vorab waren in einem Pilot-Trialog mit dem Landshuter Netzwerk e.V. das Vorgehen und Erhebungsinstrumentarium überprüft und weiterentwickelt worden.

Die Begleitforschung

In einem dreistufigen Forschungsdesign wurde der Trialog nach dem Konzept „TRES" im Hinblick auf seine Chancen und Grenzen für Personen mit eigener Essstörungserfahrung, Angehörige und Fachkräfte aus der Perspektive der Trialog-Teilnehmenden, Moderierenden und Facheinrichtungen evaluiert. Zum Einsatz kam ein Mixed-Methods-Design, das im ersten Schritt eine schriftliche Befragung am Ende jedes Trialog-Abends umfasste. Diese Ergebnisse wurden in einem zweiten Schritt mittels teilstandardisierter Leitfadeninterviews vertieft. Im dritten Schritt erfolgte eine Follow-up-Online-Befragung sechs Monate nach Ende der Trialog-Staffel.

3.3.3 Ausgewählte Ergebnisse aus dem Praxisforschungsprojekt „TRES – Trialog bei Essstörungen"

Im Folgenden werden ausgewählte Ergebnisse dargestellt, die genauen Erkenntnisse können in der Dissertationsschrift von Enikö Schradi nachgelesen werden, die voraussichtlich 2026 erscheint. Auch im folgenden Praxisteil zum Trialog sind immer wieder Ergebnisse aus unserer Forschung als „Evaluationshäppchen" eingeflochten.

Wer nahm teil?

Über alle fünf oben genannten Einrichtungen hinweg konnten 80 % der Teilnahmeplätze belegt werden (320 von 400). Insgesamt nahmen 169 Personen an der schriftlichen Befragung im Anschluss an die Trialog-Abende teil. Diese Personen füllten 296 Fragebögen aus, da 48 % von ihnen an mehreren Trialog-Abenden teilnahmen (Schradi & Wunderer, 2024).

Die 169 Teilnehmenden verteilten sich relativ gleichmäßig auf die drei im Trialog vertretenen Gruppen (Schradi & Wunderer, 2024): 44 Personen hatten eigene Essstörungserfahrungen (zumeist Anorexia nervosa), 57 Personen waren Angehörige (vorwiegend Eltern), und 61 waren

Fachkräfte (hauptsächlich aus den Bereichen Psychologie, Psychotherapie und Soziale Arbeit). Zudem gaben sechs Personen an, sich im Trialog in einer Doppelrolle zu befinden (z. B. als Fachkraft und ehemals betroffene Person). Eine Person bezeichnete sich als interessierte Person und ordnete sich keiner der drei Gruppen zu. Unter den Befragten waren 144 Frauen und 25 Männer, mit einer Altersspanne von 18 bis 76 Jahren.

An den Interviews nahmen jeweils sieben Personen aus den Gruppen Betroffene, Angehörige und Fachkräfte teil. Zudem beteiligten sich 42 Personen an der Online-Befragung im Follow-up. Im Verlauf des Projekts wurden außerdem 24 Moderierende sowie fünf Ansprechpartner:innen aus den Kooperationseinrichtungen befragt (Schradi & Wunderer, 2024).

Was nehmen die Befragten aus dem Trialog mit?

Die Auswertungen der 296 Feedback-Fragebögen am Ende der Trialog-Abende zeigten eine hohe Zufriedenheit und Weiterempfehlungsrate (96 %) bei den Trialog-Teilnehmenden, 92 % würden erneut teilnehmen (Schradi & Wunderer, 2024).

Die Trialog-Teilnehmenden wurden in einer offenen Frage gebeten, den Trialog als „Ort, an dem sie …" zu beschreiben. Drei ausgewählte Zitate zeigen, dass der Trialog als geschützter Raum wahrgenommen wird, der Austausch, Reflexion und gegenseitiges Verständnis ermöglicht.

Der Trialog ist für mich ein Ort, an dem ich …

> *… „meine Erfahrungen mitteilen kann und darf und die Möglichkeit habe, in eine andere Perspektivrolle zu rutschen und daher mich und meine Krankheit besser zu verstehen und wenn möglich auch anderen weiterhelfen zu können." (Person mit eigener Essstörungserfahrung)*

> *… „mich in geschützter Atmosphäre mit anderen Beteiligten austauschen kann, mich ernstgenommen und wahrgenommen fühle und gute Antworten auf meine Fragen bekomme." (Angehörige Person)*

> *… „auch frei sprechen kann ohne überlegen zu müssen, macht es jetzt für die Therapie Sinn oder nicht." (Fachkraft)*

Wertschätzung und Austausch auf Augenhöhe: Die Teilnehmenden bewerteten den Ablauf der Gesprächsabende, die Moderation und die Gesprächsregeln positiv und fühlten sich mit ihren Anliegen ernst genommen (Schradi & Wunderer, 2024). Besonders hervorgehoben wurden die Offenheit der Teilnehmenden, die wertschätzende

Gesprächsatmosphäre und der gleichberechtigte Austausch auf Augenhöhe. Was Kommunikation auf Augenhöhe für die Trialog-Teilnehmenden genau bedeutet, erläuterten sie im Rahmen der Interviews:

> *„Und da war auch ein Angehöriger, der gesagt hat: ‚Ich bin kein Experte, ich fühle mich so unsicher'. Aber trotzdem ist jemand in der Rolle, der da einfach drin lebt und aus dieser Expertenrolle – das fand ich halt ein sehr schönes Bild – auch viel sagen kann und genau den Beitrag bringt, auch wenn er nicht perfekt die Krankheit kennt, aber perfekt weiß, wie man sich als Angehöriger fühlt." (Angehörige Person)*

> *„Haltung ist ein ganz wichtiges Ding. Also wenn einer der Fachkräfte die Haltung gehabt hätte: ‚Ich habe eh hier am meisten Plan (…) und ihr habt euer Leben nicht im Griff in Anführungsstrichen', dann funktioniert das nicht so. Sondern wirklich, die (gemeint sind Fachkräfte) auch mit der Haltung da reingehen, (…) dass das Gegenüber aufgrund seiner Rolle, seiner Position schon auch halt seine eigene Wahrheit irgendwie mitbringt und dass das genauso viel Berechtigung hat da zu sein wie meine Wahrheit." (Person mit eigener Essstörungserfahrung)*

> *„Und dass diese Fachkräfte auch aufgefordert sind, sich als Personen, also ihre eigenen Anteile oder Gefühle oder Gedanken, als die Person, die sie sind, einzubringen und nicht nur sich distanziert aus der Rolle der Fachkraft zu äußern." (Fachkraft)*

Verständnis für andere Perspektiven und Lernmöglichkeit: Mehr als 80 % empfanden den trialogischen Austausch für ihre individuelle Situation als (sehr) hilfreich, insbesondere um ein tieferes Verständnis für die Perspektive der betroffenen Personen und Angehörigen zu entwickeln, um die Sichtweise und das eigene Wissen auf das Thema Essstörungen zu erweitern, die eigene Haltung (kritisch) zu reflektieren und für die persönliche oder berufliche Situation dazuzulernen (Schradi & Wunderer, 2024). So berichteten Fachkräfte beispielweise von einer verbesserten Einfühlung in die individuelle Situation von Betroffenen und Angehörigen, Angehörige gaben an, die Gefühle und Beweggründe der Betroffenen besser nachvollziehen zu können.

> *„Ich habe eben eine Angehörige bei mir in Behandlung und ich habe durch den Trialog echt nochmal ein besseres Bewusstsein dafür bekommen, wie schwer sie das hat, und dass ich ihr dabei helfen kann, das ein bisschen besser auszuhalten und sich ein kleines bisschen besser abzugrenzen. Aber dass es nichts bringt, wenn ich mit dem Vorschlaghammer komme und immer sage:*

‚Sie müssen sich abgrenzen, Sie müssen sich abgrenzen', weil es halt einfach nicht geht, wenn das eigene Kind betroffen ist. Da ist viel mehr, viel mehr Verständnis auf jeden Fall." (Fachkraft)

Personen mit eigener Essstörungserfahrung nannten als Lernmöglichkeiten, dass sie nach dem Trialog den Umgang der Angehörigen mit der Essstörung reflektieren und stärker wertschätzen sowie die Sicht und den Auftrag der Fachkräfte besser nachvollziehen können. Eine weitere Erkenntnis aus dem Trialog war, dass Kommunikation und die Mitteilung der eigenen Bedürfnisse wichtig und hilfreich sind.

„Also ich nehme aus dem Trialog vor allem die Emotionen mit. Zu merken, dass man den Angehörigen wichtig ist, dass sich die Angehörigen Gedanken machen und wie auch andere Betroffene mit ihren Angehörigen umgehen. (…) Na ja, es war natürlich ein Aspekt, den ich so von meinen eigenen Eltern niemals so offen würde hören können, weil das einfach viel zu einzelfallbelastet ist. (…) Wie man als Elternteil vor allem vielleicht darunter leidet? Welche Vorwürfe macht man sich? Wie gestaltet man den Alltag? Wie geht man mit stressigen Situationen um, mit Situationen, wo es vielleicht auch besser läuft? Solche Sachen. Wie fühlt sich die Gegenseite, sage ich mal?" (Person mit eigener Essstörungserfahrung)

Wissen erweitern und Anregungen erhalten: Vor allem Angehörige gaben an, konkrete Ideen für den Umgang miteinander wie auch neues Wissen über Essstörungen aus dem Trialog mitzunehmen.

„Ich weiß mit manchen Situationen einfach jetzt besser umzugehen. Ich weiß sie dann besser zu umschreiben oder wie man es angehen kann, ohne die betreffende Person jetzt in Verlegenheit zu bringen oder zu verletzen. (…) Wir haben auch zu Hause diese Situation häufiger gehabt, dass wir uns getroffen haben mit der Familie, irgendetwas unternommen haben, und dann ging es dann nachher darum, essen zu gehen. Und da habe ich schon gemerkt, wie meine Tochter darauf reagiert und so. Und von dieser jungen Frau (gemeint ist eine Teilnehmerin im Trialog) habe ich jetzt einfach gelernt, dass ich zu meiner Tochter sage, bevor wir losgehen ‚Wir möchten nachher noch essen gehen. Du musst nicht essen, aber ich würde es schön finden oder wir finden es schön, wenn du einfach dabei wärst, weil wir deine Gesellschaft mögen.' Und das nimmt bei allen einfach den Druck raus. Und das fand ich zum Beispiel auch sehr, sehr hilfreich." (Angehörige Person)

Von Angehörigen und Betroffenen wurden die Auseinandersetzung mit der Funktion der Essstörung als hilfreich benannt, ebenso der Austausch über Behandlungsangebote. Fachkräfte nahmen Impulse für ihre berufliche Tätigkeit mit, beispielsweise Angehörige (auch von erwachsenen Betroffenen) stärker einzubeziehen, mehr auf die Expertise von Angehörigen und Personen mit eigener Essstörungserfahrung zu vertrauen, den Blick noch mehr auf Ressourcen zu richten oder sensibler auf Menschen mit höherem Gewicht zuzugehen.

> *„Also auch wenn mir Patienten was erzählen, oder jetzt stehen auch einige Familiengespräche an, auch motiviert durch den Trialog, weil ich einfach gesehen habe, wie wichtig auch die Elternarbeit ist und wie entlastend das sein kann." (Fachkraft)*

Selbstreflexion und Selbstfürsorge: Der Trialog kann Bestätigung für die eigene Perspektive, die eigenen Bewältigungsversuche, die eigene Arbeitspraxis geben und andererseits kritische Reflexionsprozesse anregen. So berichtete eine Fachkraft beispielsweise, sie wolle ihren Umgang mit Gewichtsverträgen überdenken, eine andere hob Selbstfürsorge und Grenzen setzen als wichtige Themen hervor. Auch Angehörige nahmen aus dem Trialog „die Notwendigkeit, als Angehöriger auch auf sich selbst zu achten" mit, und wie wichtig es ist, „die eigenen Grenzen der Verantwortung als Angehörige zu kennen".

Fachkräfte bekommen die Möglichkeit, Feedback zu erhalten und die Betroffenen und Angehörigen von einer anderen Seite kennenzulernen, die sie in Beratungssituationen sonst nicht erleben. Eine Moderatorin im Trialog beschreibt hier beispielhaft, wie sie eine Betroffene in der Rolle der Expertin erlebt:

> *„als die von Essstörungen betroffene Frau nach der Sitzung zu uns kam, nach der ersten, dass ich die als sehr mutig erlebt habe, als sehr vernünftig durchdacht. Sie hatte auch wirklich einen tollen Sprachgebrauch. (…) das war irgendwie eine Rückmeldung, die mir sonst vielleicht eine Kollegin gegeben hätte. Und das fand ich jetzt eigentlich ziemlich toll. Ich fand, das ist dann auch nochmal eine andere Rolle, sie kommt nicht als zu Beratende, sondern sie gibt Rückmeldung und berät im Prinzip uns alle." (TRES Moderatorin)*

Hoffnung, Zuversicht und Motivation: Einigen Teilnehmenden vermittelte der trialogische Austausch das Gefühl, nicht alleine mit den eigenen Problemen und Herausforderungen zu sein. Der Trialog kann Hoffnung geben und motivieren, nicht aufzugeben. Die Lebensgeschichten der anderen Teilnehmenden und deren individuellen Wege zur Genesung können Zuversicht geben, wie die folgenden Zitate verdeutlichen:

„Aber das wirklich live zu hören von den Angehörigen, von den Betroffenen und von den Fachkräften, gibt auch Sicherheit im Umgang mit dem eigenen Kind. Darf ich das noch sagen? Darf ich den Kühlschrank voll machen? Kann ich so einkaufen wie bisher? Es hat mir Sicherheit gegeben im Umgang mit meinem Kind, mit meinem jungen Erwachsenen. Es hat mir Hilfestellung geleistet in dem Sinne, auch ich mache eigentlich verdammt viel richtig instinktiv. Ja, so, so schlecht ist das gar nicht, was ich da mache und wie ich mich eben verhalte. Ja, das war schön. Ich bin da einfach rausgegangen mit ein bisschen weniger Verzweiflung." (Angehörige Person)

„Also vor allem von einer Betroffenen, die erst als Erwachsene erkrankt ist und natürlich nach wie vor damit zu kämpfen hat, aber aus dem Gröbsten raus ist und selber sehr viel Mut hat und sehr stark an sich arbeitet, um eben aus der Krankheit komplett rauszukommen. (...) Aber dass es trotzdem möglich ist, ein gutes Leben zu führen, ohne sich 24/7 darüber Gedanken zu machen. Und das fand ich wirklich sehr ermutigend, das eben so mitzubekommen, dass es auch geht. Ich kann da vielleicht auch irgendwann hinkommen." (Person mit eigener Essstörungserfahrung)

„Ich glaube mit dem letzten Termin ein wenig, wo es darum ging: was hat die Essstörung für positive Eigenschaften oder Möglichkeiten. Weil ich glaube, (dass es) aus Sicht der Betroffenen schon einige positive Eigenschaften gibt, und die auch jetzt nicht als nur essgestörte Gedanken positiv zu beurteilen, sondern zu sagen: Okay, wenn jemand daraus kreativer geworden ist oder generell eine gute Tagesstruktur entwickelt, ist es ja auch was Positives für den Alltag. Also da die Bewertung der Essstörung ein bisschen offener und positiver zu sehen. Ja, schon, der letzte Termin, das war ganz gut, die Fragestellung." (Fachkraft)

Herausfordernde Situationen im Trialog

Wie in anderen Gruppenkontexten können im Trialog jedoch auch „Negativspiralen" sozialer Ansteckung auftreten – in Kapitel 3.1 wurden entsprechend bereits Grenzen des Trialogs beschrieben. In der Evaluation des Trialogs bei Essstörungen wurden individuelle, kurzfristige Belastungen thematisiert, jedoch keine längerfristigen negativen

Entwicklungen. So gaben einige Betroffene und Angehörige an, dass es für sie emotional belastend war, mit dem Leid der anderen konfrontiert zu werden und zu hören, dass die Essstörung bereits sehr lange andauert:

> *„Weil ich mit dem Leid der Eltern nicht klargekommen bin. Dieser geballte, dieser Schmerz und auch dieser Frust, den ich da in diesen Familien gespürt habe, auch diese Verzweiflung, was ich total nachvollziehen kann, aber das war für mich teilweise schwer aushaltbar. (…) Aber damit so konfrontiert zu werden, das hat mich so ein bisschen überrollt, das habe ich vorher auch nicht gedacht. (Person mit eigener Essstörungserfahrung)*

Vor allem Angehörige haben mitunter Erwartungen, die im Trialog nicht erfüllt werden können, beispielsweise dass sie eine spezifische Lösung für ihr individuelles Problem erhalten. Die Komplexität der Essstörung und das Fehlen von „Patentlösungen" kann dann ernüchternd wirken:

> *„Ich merke, es ist natürlich sehr individuell, die ‚Lösung', den Ratschlag gibt es nicht." (Angehörige Person)*

Einige Fachkräfte hatten Hemmungen sich zu äußern, da sie nicht als inkompetent erlebt werden wollten und Sorge hatten, nicht die richtigen Worte zu finden. Zudem müssen Fachkräfte mit Kritik an Behandlungsmethoden umgehen:

> *„Ich habe erfahren, dass das Vorgehen in der Akutpsychiatrie / aus meiner Weiterbildung zur psycholog. Psychotherapeutin von den Betroffenen als überwiegend hinderlich empfunden wird. Aber was stattdessen?" (Fachkraft)*

Wie nachhaltig sind die Erfahrungen im Trialog?

Im Follow-up sechs Monate nach Ende der Trialog-Veranstaltungen gab die Mehrheit der Trialog-Teilnehmenden an, dass sie weiterhin am Trialog teilnehmen und ihn anderen Familienangehörigen oder Kolleg:innen empfehlen würden. Personen mit eigener Essstörungserfahrung wie auch Angehörige berichteten von positiven Veränderungen, wie einer verbesserten Kommunikation in der Familie, die sie auf Impulse aus dem Trialog zurückführen. Fachkräfte gaben an, ihre Arbeitsweise sensibler gestaltet und die Einbindung von Angehörigen verstärkt zu haben.

Die Kooperationseinrichtungen berichten von verstärkter Vernetzung, zusätzlichem Interesse von Klient:innen und einer intensiveren Reflexion der beruflichen Praxis im Umgang mit Betroffenen und Angehörigen.

„Zum Beispiel beim letzten Abend haben Betroffene Klinikerfahrungen ausgetauscht. Und da ist uns noch nochmal klar geworden, wie unterschiedlich Kliniken sein können. Wir denken aber, dass im Großen und Ganzen das Angebot ja ähnlich ist. Aber wie entscheidend es doch sein kann, in welche Klinik kommt eine Betroffene, in eine wie strenge und wie freie und wie selbstverantwortliche, kann schon prägend sein für das, wie sie überhaupt zur weiteren Behandlung steht und was sie profitiert. Das ist jetzt so eine Kleinigkeit, die uns da bewusst geworden ist." (Kooperationseinrichtung)

Weder die befragten Teilnehmenden, noch die Kooperationseinrichtungen berichteten von negativen Veränderungen.

Wie geht es weiter mit dem Trialog?

Alle beteiligten Einrichtungen führen den Trialog weiter und sind mit dem Konzept „TRES" zufrieden. Die meisten Moderierenden wollen ihre Tätigkeit fortsetzen und empfehlen eine Moderationsschulung für neue Moderierende, die mit dem Trialog noch nicht vertraut sind.

„Ich weiß noch, dass ich nach dem letzten Trialog-Abend wirklich beschwingt nach Hause gegangen bin und das Gefühl hatte, es war eine sehr bereichernde und schöne Erfahrung und ich habe mich sehr gefreut, dass ich diese Gesprächsrunde miterleben, moderieren durfte und daran teilhaben durfte. Und ich hatte den Eindruck, dass es den Teilnehmenden ganz ähnlich ging. Die sind alle mit sehr positiven Gefühlen aus der Gruppe gegangen." (Moderatorin)

Jenseits des Trialogs entstanden zum Teil weitere Hilfeangebote. So berichteten Fachkräfte, dass sie aufgrund der Erfahrungen im Trialog nun explizit Angehörigengruppen und -gespräche durchführen, da Ihnen der Bedarf und die Wichtigkeit von Angehörigenarbeit im Trialog bewusst wurde.

„Ich habe mir mitgenommen, dass ich gerne auch etwas für Eltern anbieten möchte. Das ist etwas, was ich in meiner Praxis gerade anleiere. Wo einfach mal die Eltern die Möglichkeit haben darüber zu reden, sich auszutauschen. (…) Das habe ich mir mitgenommen, weil es war so spürbar, dass die Unterstützung brauchen, aber vor lauter ‚ich kümmere mich ums Kind oder um meinen Partner' selber irgendwie zu kurz kommen." (Fachkraft)

3.4 Zusammenfassung

Forschungsbefunde zum Psychoseseminar und zum Borderline-Trialog zeigen, dass der trialogische Ansatz einen Perspektivenwechsel und Verständnis für die Erkrankung und die Menschen, die damit konfrontiert sind, fördert. Durch den offenen Austausch auf Augenhöhe wird es möglich, von den Erfahrungen der anderen als Stellvertretende für den gemeinsamen (beruflichen) Alltag dazuzulernen. So können Reflexionsprozesse angestoßen, Wissen erworben und Zuversicht gestärkt werden. Da Personen mit eigener Essstörungserfahrung, ihre Angehörigen und die sie behandelnden Fachkräfte von großen Herausforderungen berichten und Betroffene und Angehörige oftmals Stigmatisierungs- und Exklusionserfahrungen erleben, lag die Vermutung nahe, dass auch sie von einem trialogischen Austausch profitieren könnten.

Nach einer Vorstudie zum Trialog bei Essstörungen, die die positive Resonanz auf das neue Angebot in der Praxis zeigte, riefen wir im August 2022 das Projekt „TRES – Trialog für Essstörungen“ an der Hochschule Landshut ins Leben. Im Rahmen dieses Projekts entwickelten wir ein schriftliches Konzept für die Umsetzung eines Trialogs bei Essstörungen. Zusammen mit insgesamt fünf Kooperationseinrichtungen machten wir uns auf den Weg, den Trialog zu erproben und zu evaluieren. Vorab fand ein Pilot-Trialog in Kooperation mit dem Landshuter Netzwerk e.V. statt. Die Trialoge wurden mit einem dreistufigen Mixed-Methods-Design erforscht, das Fragebögen, Interviews und eine Online-Nachbefragung umfasste.

Die Ergebnisse sprechen für den Trialog als neues Angebot im Essstörungsbereich. Entsprechend führen alle Kooperationseinrichtungen die Trialoge fort. Mehr als neun von zehn Teilnehmenden würden den Trialog weiterempfehlen und erneut daran teilnehmen – rund die Hälfte besuchte auch bereits in der ersten Trialog-Staffel mehrere Trialog-Abende. Die Ergebnisse bestätigen die Forschungsbefunde zum Psychoseseminar und zum Borderline-Trialog.

Auch im nun folgenden Praxisteil zum Trialog sind immer wieder Ergebnisse aus unserer Forschung als „Evaluationshäppchen“ eingeflochten.

Teil 2: Eine praktische Anleitung zur Umsetzung des Trialogs bei Essstörungen

4. Wann, wo, wer? – Den Rahmen für den Trialog schaffen

Die formalen Rahmenbedingungen des Trialogs sind denkbar einfach. Im Prinzip handelt es sich um einen moderierten Erfahrungsaustausch von Personen mit eigener Essstörungserfahrung, Angehörigen und im Essstörungsbereich tätigen Fachkräften in einem Stuhlkreis.

Die Themen sind nicht unbedingt entscheidend, sondern vor allem die Art und Weise, wie der trialogische Austausch geschieht. Es braucht keine konkreten Übungen oder Gruppenaufgaben, wie in Gruppentherapien meist üblich, sondern eine bestimmte Umgebung, Haltung und Atmosphäre, damit ein hilfreicherer Austausch untereinander möglich wird.

Abbildung 3: Trialog bei waagnis e.V. in Regensburg

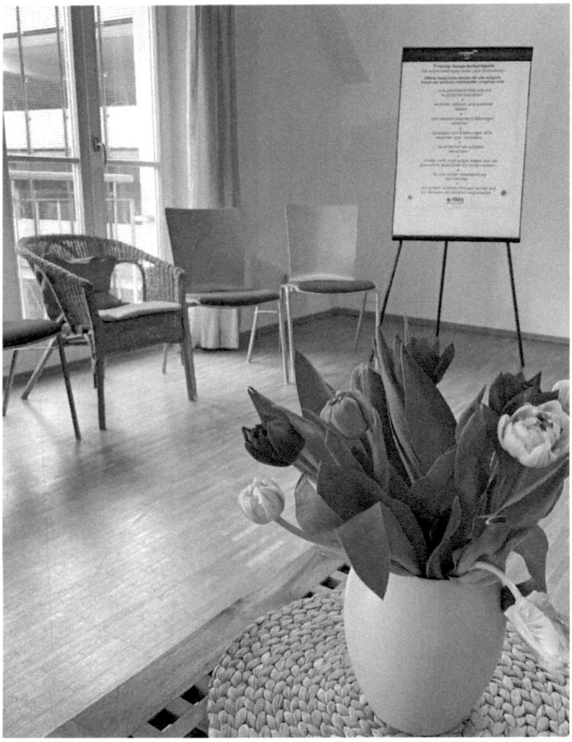

Wir beschreiben im Folgenden Rahmenbedingungen, die sich in der Durchführung von Trialogen als hilfreich herausgestellt haben. Es geht um die Zusammensetzung der Gruppe, den zeitlichen Rahmen und Ablauf, Raum und Materialien.

Es handelt sich an vielen Stellen um konkrete Hinweise, Checklisten und Leitfäden, diese sind jedoch immer nur als Empfehlungen und Möglichkeiten zu begreifen, denn jede Gruppe ist anders und auch die finanziellen und räumlichen Ressourcen sind unterschiedlich. Zudem kann im Verlauf eines regelmäßigen trialogischen Austausch auf Augenhöhe der Rahmen für dieses Angebot (Gesprächsregeln, Themen, Turnus, Veranstaltungsort, Organisationsaufgaben) gemeinsam gestaltet und mit den Teilnehmenden angepasst und weiterentwickelt werden.

4.1 Wer nimmt teil? – Gruppengröße und Gruppenzusammensetzung

Gruppengröße

Eine mittlere Gruppengröße hat sich unserer Erfahrung nach im Trialog bewährt, dies zeigen auch die Evaluationsergebnisse, deswegen empfehlen wir eine Gruppengröße von ca. 15 Personen in trialogischer Zusammensetzung.

Eine zu kleine Gruppe könnte einer „Therapiegruppe" ähneln und Druck erzeugen, sich äußern zu müssen, das Gespräch verliert an Leichtigkeit. In einer zu großen Gruppe entsteht hingegen möglicherweise das Gefühl der Fremdheit. Insbesondere Personen, die Hemmungen haben vor Gruppen zu sprechen, fällt dies dann schwer.

Teilnehmende: mit oder ohne Interessierte?

Auch am Trialog bei Essstörungen nehmen die üblichen drei Gruppen teil:

Betroffene (Personen mit eigener Essstörungserfahrung): Damit sind Menschen gemeint, die entweder früher an einer Essstörung (Anorexia nervosa, Bulimia nervosa, Binge-Eating-Störung oder andere Formen einer Essstörung) erkrankt waren, es zum Zeitpunkt der Teilnahme sind, oder sich unsicher sind, ob eine Essstörungsproblematik besteht.

Angehörige: Die Gruppe ist nicht auf Familienmitglieder begrenzt und schließt neben Angehörigen durch ein Verwandtschaftsverhältnis (z. B. Eltern, Kinder, Geschwister, Großeltern) auch selbst gewählte Angehörige bzw. Zugehörige, wie Partner:innen, Freund:innen oder auch im weiteren Sinne z. B. Arbeitskolleg:innen und Nachbar:innen mit ein.

Fachkräfte: Mit Fachkräften sind professionell Tätige gemeint, die beruflich mit Essstörungen zu tun haben, z. B. aus medizinischen, therapeutischen, psychosozialen oder pädagogischen Berufen, sowie Genesungsbegleiter:innen und im weiteren Sinne z. B. auch ehrenamtlich Helfende im Essstörungsbereich.

Interessierte: Der Trialog schließt mit seinem öffentlichen Veranstaltungscharakter im Sinne der Antistigmaarbeit eine vierte Gruppe mit ein, die der „Interessierten", die nicht zu einer der drei Hauptgruppen im Trialog gehören.

Zum aktuellen Zeitpunkt haben wir keine gesicherten Erfahrungswerte zu einem Trialog speziell bei Essstörungen. Daher empfehlen wir zum Schutz der Betroffenen und Angehörigen, die zum Teil sehr persönliche Erfahrungen berichten, und um allen Teilnehmenden einen Raum für einen offenen Austausch zu ermöglichen, dass nur begrenzt „interessierte Personen" teilnehmen; dies insbesondere auch, da die Teilnehmendenzahl begrenzt ist.

Wenn Trialog-Veranstaltungen mehrfach stattfinden und sich eine Kerngruppe an Teilnehmenden etabliert, kann die Gruppe gemeinsam entscheiden, in welchem Maß auch interessierte Personen (z. B. Behindertenbeauftragte, Lehrer:innen, Mitarbeitende von Krankenkassen) teilnehmen sollen. Der Einbezug von Menschen, die nicht unmittelbar mit Essstörungen zu tun haben, kann zur Aufklärung über Essstörungen beitragen und Vorurteile in der Gesellschaft verringern.

Evaluationshäppchen:
Hierzu zwei konträre Meinungen aus dem Trialog:
„dass interessierte Personen auch ihre eigene Erfahrung teilen, auch wenn es die Erfahrung ist: ‚Ich habe absolut gar keine Berührungspunkte mit einer Essstörung. Ich fühle mich da sehr unsicher, wenn ich mit Menschen drüber rede. Deswegen möchte ich jetzt hier dabei sein und in diesem Safe Space Fragen stellen können und die Antworten darauf bekommen.' Das fände ich eigentlich sehr, sehr schön. Zum Beispiel, Lehrer:innen sind für mich auch Fachkräfte, die halt auch sehr viel damit zu tun haben früher oder später, vor allem, wenn sie in der weiterführenden Schule arbeiten. (...) Und es ist komplett verständlich, dass da eben sehr viel Unsicherheit einfach da ist." (Person mit eigener Essstörungserfahrung)
„Ich bin bisschen vorsichtig, das so ganz breit aufzumachen. (...) Also ich habe dann so ein bisschen die Befürchtung, das ist so ein bisschen voyeuristisch: ‚Hach, ich wollte schon immer mal...' So genau. Weil es ja schon so ein bisschen geschützter Rahmen irgendwie ist." (Person mit eigener Essstörungserfahrung)

Teilnahme nur für Erwachsene?

Eine weitere Einschränkung im Trialog bei Essstörungen betrifft das Alter. Der Trialog bei Essstörungen, so wie hier beschrieben, ist als Angebot für volljährige Personen jedes Geschlechts gedacht. Essstörungen beginnen häufig im Jugendalter, somit ist die Perspektive von Jugendlichen und deren Partizipation im Trialog relevant, dennoch war Volljährigkeit in unserer Evaluationsstudie Voraussetzung. Dies hatte mehrere Gründe: Erstens liegen uns zum aktuellen Zeitpunkt keine Erkenntnisse zum Trialog bei Jugendlichen vor. Zweitens hätten wir bei Jugendlichen auf die Anonymität verzichten müssen, um die Zustimmung der Sorgeberechtigten zur Teilnahme am Trialog und an der Befragung zu überprüfen. Und drittens erfordert die besonders vulnerable Zielgruppe minderjähriger Personen mit Essstörungen ein altersgerechtes Konzept für einen trialogischen Austausch und wir konnten keine weiterführende Begleitung nach den Trialog-Abenden anbieten.

Ob Jugendliche an Ihrem Trialog teilnehmen, überlassen wir daher an dieser Stelle Ihrer fachlichen Einschätzung (u. a. je nach individueller Reife der Jugendlichen, Gestaltungsmöglichkeiten des Trialogs). Wenn Jugendliche mit eingeladen werden, ist verstärkt darauf zu achten, dass diese den Trialog in einem psychisch stabilen Zustand verlassen, da im Trialog belastende Themen angesprochen werden können. Wir empfehlen in diesem Fall eine gute Vor- und Nachbetreuungsmöglichkeit durch ausgebildete Fachkräfte (siehe dazu Kapitel 5.4, Beispiel 9)

Zwei Gesprächsgruppen – Empfehlung aber kein „Muss"

Idealerweise können Sie als Einrichtung pro Gesprächsabend zwei Gruppen anbieten. So haben diejenigen, die in einer familiären oder therapeutischen Beziehung zueinander stehen und gemeinsam kommen, die Möglichkeit sich in zwei unterschiedliche Gesprächsgruppen aufzuteilen und so freier und unabhängiger über ihre Situation zu sprechen. Selbiges gilt auch für die Moderierenden, die auf eigene Klient:innen im Trialog treffen könnten.

Sollte dies nicht möglich sein, empfehlen wir bei den Anmeldeinformationen explizit anzugeben, dass es sich um *eine* Gesprächsgruppe pro Abend handelt. So können die Teilnehmenden selbstbestimmt entscheiden, ob sie alleine kommen oder in Begleitung. Es kommt immer wieder vor, dass Familienmitglieder oder Arbeitskolleg:innen von sich aus gemeinsam am Trialog teilnehmen möchten. Auch dies ist natürlich erlaubt.

Freiwillige, anonyme Teilnahme im offenen Format

Alle nehmen freiwillig, selbstverantwortlich und anonym am Trialog teil. Anonym bedeutet, dass für die Anmeldung lediglich der Vorname benötigt wird. Es handelt sich nicht um eine Therapiemaßnahme. Eine Diagnose, Therapieerfahrung oder Einzelberatung im Vorfeld werden nicht vorausgesetzt. Die körperliche und psychische Verfassung der Personen mit eigener Essstörungserfahrung wird vorab nicht geprüft. Das Moderationsteam übernimmt also keine Verantwortung dafür, welche Teilnehmenden für den Trialog geeignet sind. Die Entscheidung, ob eine Person am Trialog teilnimmt, liegt alleine bei dieser selbst. Wenn sich diese Austauschform oder die angebotenen Themen als nicht hilfreich herausstellen, wird die Person ohnehin nicht (erneut) teilnehmen.

Dennoch empfehlen wir den Besuch nur bei ausreichend psychischer Stabilität, sodass die Person weder zu reizoffen noch zu sehr mit sich selbst beschäftigt ist und sich auf den Austausch mit anderen Teilnehmenden einlassen kann (Erfahrung der Autor:innen; von Peter et al. 2019). Darauf machen die Moderierenden zu Beginn der Veranstaltung aufmerksam und kommunizieren dies bei der Anmeldung – sofern möglich.

Evaluationshäppchen:
Für zukünftige Trialoge legen die Teilnehmenden besonderen Wert auf ein ausgewogenes Verhältnis der unterschiedlichen Teilnehmenden-Gruppen (Betroffene, Angehörige, Fachkräfte) in einer nicht zu großen Gruppe und die Möglichkeit zur anonymen Teilnahme. Die Teilnehmenden halten es außerdem für wichtig, in den Werbemaßnahmen klar zu erläutern, was der Trialog ist, was er nicht ist und welche Erwartungen realistisch sind (z. B. keine Therapiestunde).

4.2 Zeitlicher Rahmen und Themenwahl

Trialoge werden unterschiedlich durchgeführt, z. B. als Block-Veranstaltung, in einem monatlichen Turnus, oder als Trialog-Nachmittage. Manche Trialog-Reihen beginnen mit einem Impulsvortrag als Basis für die anschließende Diskussion. Auftaktveranstaltungen dieser Art motivieren besonders viele Menschen zur Teilnahme am Trialog. Auch kreative Einstiegsmethoden sind denkbar (z. B. Filmausschnitt, Gedicht, Erfahrungs- oder Zeitungsbericht, Bildkarten), sofern sie nicht den Charakter einer Therapiegruppe vermitteln.

Die konkrete Umsetzung des Trialogs richtet sich nach den Vorstellungen der Teilnehmenden und den vorhandenen Ressourcen. Der Borderline-Trialog München und der Borderline-Trialog Landshut bieten beispielsweise im Frühjahr und Herbst Blockveranstaltungen mit mehreren Terminen und, wenn möglich, parallellaufenden Gesprächsgruppen an, die idealerweise trialogisch moderiert werden. Dieses Konzept diente auch dem vorliegenden Ansatz als Orientierung.

Zeitlicher Rahmen

Der Trialog bei Essstörungen im Projekt „TRES" ist als Block-Veranstaltung mit vier Abendterminen mit einer Dauer von je zwei Stunden ausgelegt. Sie können das Angebot beliebig erweitern. Eine Abendveranstaltung bietet sich an, damit möglichst jede Person teilnehmen kann, unabhängig von Arbeit, Schule oder Studium. Als Gruppenzeit haben sich 120 Minuten bewährt, weil dies einerseits die Teilnehmenden nicht überfordert und andererseits ausreichend Zeit für die Anmoderation, eine umsichtige Auseinandersetzung mit dem Leitthema des Abends und ein Abschluss-Blitzlicht bietet. Im Anschluss bleibt Zeit, um ungezwungen ein paar Worte auszutauschen.

Wir empfehlen einen zeitlichen Ablauf, wie in Abbildung 4 dargestellt beispielsweise von ca. 18:00–20:00 Uhr. Dabei planen wir eine halbe Stunde für die Vorbereitungszeit ein. Einen ausführlichen Ablaufplan finden Sie in Kapitel 4.5, Abbildung 7.

Abbildung 4: Zeitlicher Ablauf der Gesprächsabende

17:30–17:45 Uhr	Raum und Materialien herrichten
17:45–18:00 Uhr	Empfang Teilnehmende
18:00–19:45 Uhr	Trialog inkl. Begrüßung und Blitzlicht
19:45–20:00 Uhr	Get-together und Aufräumen

Evaluationshäppchen:

Die Evaluation hat zudem ergeben, dass sich die Teilnehmenden vielfach noch mehr Zeit für den Austausch wünschen, daher würden wir nicht weniger als 120 Minuten empfehlen. Eine Pause zur Halbzeit (statt einem Get-together zum Schluss) ist ebenfalls denkbar. In jedem Fall sollte aber die Möglichkeit eines informellen Austausches gegeben sein, dies ist den Teilnehmenden besonders wichtig.

Themenwahl

Wir schlagen in unserem Praxishandbuch einen Trialog spezifisch für Essstörungen vor.

Störungsübergreifende Trialoge zum Thema psychische Erkrankungen oder Gesundheit im Allgemeinen gibt es ebenfalls (z. B. in Wien: www.freiraeume.at, Zugriff am 17.03.2025), sie ermöglichen einen Austausch über gemeinsame Erfahrungen und Herausforderungen jenseits der Diagnose, fördern den Abbau von Isolation und Stigmatisierung und bieten Raum, Bewältigungsstrategien aus dem Umgang mit anderen Erkrankungen zu adaptieren (z. B. Skills-Training). Die Moderation eines störungsübergreifenden Trialogs erfordert besondere Sensibilität, um sicherzustellen, dass alle Perspektiven angemessen vertreten und gehört werden. Störungsspezifische Trialoge hingegen fokussieren stärker auf essstörungsrelevante Themen und erleichtern die Identifikation der Betroffenen und Angehörigen.

Die Themen werden üblicherweise von den Teilnehmenden gemeinsam festgelegt, entweder zu Beginn der Trialog-Reihe oder am Ende für die nächsten Termine. Das greift den Bedarf der Teilnehmenden auf und erhöht die Teilnahmebereitschaft, stärkt den gleichberechtigten Austausch und fördert die Selbstwirksamkeit, insbesondere bei Betroffenen. Am hilfreichsten sind erfahrungsgemäß Diskussionen zu Themen, die so formuliert sind, dass sich alle drei Gruppen angesprochen fühlen.

In dieser Handreichung finden Sie für den Einstieg vier Themenvorschläge, die gemeinsam mit den Kooperationseinrichtungen im Projekt „TRES“ erarbeitet und von den Teilnehmenden positiv aufgenommen wurden:

- **Essen ist nicht das Problem?!** – Merkmale und Hintergründe von Essstörungen: Welche Erfahrungen machen betroffene Personen, Angehörige und Fachkräfte?
- **Ich, du, wir und die Essstörung** – Essstörungen im Zusammenhang von Familie, Partnerschaft und Freundeskreis.
- **Ich will ja, aber…** – Was hilft auf dem Weg durch die Essstörung und wie können sich betroffene Personen, Angehörige und Fachkräfte gegenseitig gut unterstützen?
- **Essstörungen als Chance?!** – Welche Ressourcen und Wachstumsmöglichkeiten sehen betroffene Personen, Angehörige und Fachkräfte?

Eine Liste mit Ideen für weitere Themen finden Sie im Anhang.

4.3 Werbung und Anmeldung

Der Trialog ist eine öffentliche Veranstaltung, zu der die oben beschriebene Zielgruppe freien Zugang hat. Deswegen bedarf es einer öffentlichen Ankündigung. Erfahrungsgemäß wird das Angebot des Trialogs nach den ersten Gesprächsabenden durch mündliche Empfehlung der Teilnehmenden weiterverbreitet. Bislang jedoch sind Trialoge vor allem im Essstörungsbereich kaum bekannt, sodass zu Beginn eine gute „Vermarktung" erforderlich ist.

Denkbar sind Ankündigen und Einladungen

- in der Lokalpresse
- über Social-Media-Kanäle
- auf diversen Homepages, z. B. von den Veranstaltenden, Hochschulen, psychosozialen Einrichtungen, Volkshochschulen und anderen Bildungseinrichtungen
- durch Aushänge und Flyer in psychosozialen Einrichtungen, Kliniken sowie in medizinischen und (psycho-)therapeutischen Praxen
- durch Bekanntgabe in themengebundenen Arbeitskreisen und Netzwerkverteilern
- über regionale Selbsthilfegruppen und Verbänden und
- durch „Ehemalige" (Personen mit eigener Essstörungserfahrung und Angehörige).

Wir stellen Ihnen gerne eine einfache Flyer- und Plakatvorlage zur Verfügung (siehe Anhang), die verwendet und mit den individuellen Informationen der eigenen Einrichtung angepasst werden kann.

Evaluationshäppchen:

Insgesamt lässt sich festhalten, dass der persönliche Kontakt und die schriftliche Einladung (z. B. Newsletter) durch die Facheinrichtungen die effektivste Werbung waren. Viele Angehörige erfuhren von „TRES" zudem über mündliche Weitergabe im privaten Umfeld oder z. T. aus der Zeitung. Betroffene wurden neben dem persönlichen Kontakt in der Einrichtung auch über Flyer und den Internetauftritt der Kooperationseinrichtungen auf das Angebot aufmerksam.

Abbildung 5: Werbeplakat für TRES

Einladung zu

TRES

TRIALOG BEI ESSSTÖRUNGEN

Platz für LOGO

EIN WISSENS- UND ERFAHRUNGS-AUSTAUSCH AUF AUGENHÖHE

für betroffene Personen mit allen Arten von Essstörungs-erfahrungen, Angehörige und Fachkräfte

Trialog-Gesprächsabende jeweils von *00:00 – 00:00* **Uhr**

Datum ***Essen ist nicht das Problem?!*** – Merkmale und Hintergründe von Essstörungen: Welche Erfahrungen machen betroffene Personen, Angehörige und Fachkräfte?

Datum **Ich, du, wir und die Essstörung** – Essstörungen im Zusammenhang von Familie, Partnerschaft und Freundeskreis

Datum **Ich will ja, aber …** – Was hilft auf dem Weg durch die Essstörung und wie können sich betroffene Personen, Angehörige und Fachkräfte gegenseitig gut unterstützen?

Datum **Essstörungen als Chance?!** – Welche Ressourcen und Wachstumsmöglichkeiten sehen betroffene Personen, Angehörige und Fachkräfte?

Anmeldung

Bitte per E-Mail oder Telefon:

E-Mail
Telefonnummer

Vorname und die Information, ob Sie als betroffene Person, Angehörige:r oder Fachkraft teilnehmen, reichen aus!

TRES ist ein kostenfreies Angebot für **volljährige** Personen **jeden Geschlechts**.

Veranstaltungsort

In den Räumlichkeiten von … im … Stockwerk
Adresse

Angebot von

Einrichtung und Adresse einfügen
Ansprechpartner:in:
Name einfügen

WAS IST DAS ZIEL?

Miteinander reden.
Einander besser verstehen.
Voneinander lernen.

WIE LÄUFT DER TRIALOG AB?

Frei von familiären oder therapeutischen Beziehungen können die Teilnehmenden Fragen diskutieren und sich mit anderen betroffenen Personen, Angehörigen und Fachkräften über das Thema des Abends austauschen – wertfrei und gleichberechtigt in der Rolle der Expert:innen in eigener Sache durch Erfahrung oder Beruf. Zwei Moderierende achten auf die Einhaltung der Gesprächsregeln und ein positives Gesprächsklima. Alles was besprochen wird, bleibt im Raum.

Nach dem Konzept von Schradi & Wunderer, entwickelt an der Hochschule Landshut

Um eine spezifische Zielgruppe, wie männliche Personen mit eigener Essstörungserfahrung, effektiv anzusprechen, könnte es erforderlich sein, gezielte Formulierungen zu verwenden. Beispielsweise sollte die Werbung nicht nur auf Menschen mit Essstörungserfahrungen abzielen, sondern klar benennen, dass „Männer mit Essstörungserfahrungen selbstverständlich herzlich willkommen sind“ (beispielsweise, wenn es sich um eine Frauenberatungsstelle handelt).

Folgende Zielgruppen waren in den Trialogen des Projekts „TRES“ unterrepräsentiert: Partner:innen und vor allem Geschwister unter den Angehörigen, Personen mit Binge-Eating-Störung und männliche Personen mit eigener Essstörungserfahrung (Personen mit anderen Geschlechtsidentitäten haben gar nicht teilgenommen), sowie medizinisches Fachpersonal aus dem stationären Bereich. Auch hier wäre eine gezielte Auflistung der Zielgruppe bei den Werbemaßnahmen zu überlegen.

Teilnahmebedingungen kommunizieren: freiwillig, anonym, mit vorheriger Anmeldung

Die Teilnahme ist, wie oben bereits beschrieben, freiwillig, unabhängig von Therapieerfahrung und Diagnose, sie kann nicht „verordnet“ werden und ist idealerweise kostenfrei.

Die Teilnehmenden haben die Möglichkeit anonym zu bleiben – das erachteten 38 % der Teilnehmenden im „TRES-Projekt“ als besonders wichtig. Die Zugehörigkeit zur Gruppe der Betroffenen, Angehörigen oder Fachkräfte sowie der Vorname bzw. ein selbst gewählter Spitzname reichen bei Anmeldung per Telefon oder E-Mail im Trialog aus. Dieser Hinweis zur Anonymität sollte in jeder Ankündigung und Einladung enthalten sein. Die Zuordnung zu einer der drei Gruppen beruht auf der Selbstauskunft, sie wird nicht überprüft.

Die Teilnahme an allen (vier) Gesprächsabenden wird empfohlen, weil so das Vertrauen in die Trialog-Gruppe wächst und die Kommunikationsform im Trialog verinnerlicht werden kann. Sie ist aber keine Voraussetzung, d. h. Trialog-Teilnehmende können sich entweder für alle Veranstaltungen anmelden oder nur einzelne besuchen. Eine gewisse Fluktuation innerhalb des Trialogs bietet zudem den Vorteil, dass unterschiedliche Erfahrungen ausgetauscht werden können.

Die Erfahrung hat gezeigt, dass es hilfreich ist, wenn die Anmeldung zu allen Abenden im Voraus stattfindet. Dies ermöglicht es, freie Plätze effektiv zu verwalten. Zusätzlich ist es wichtig, dass Teilnehmende zuverlässig absagen, wenn sie verhindert sind, damit die Plätze anderweitig vergeben werden können. Ebenfalls hat die Erfahrung gezeigt, dass ein bis zwei Personen i. d. R. trotz Anmeldung doch nicht kommen, sodass man flexibel bei der Anmeldezahl bleiben kann. Eine Teilnehmendenliste hilft Ihnen, den Überblick zu behalten (siehe Anhang).

4.4 Moderation, Raum und Unterlagen – was wird benötigt?

Moderator:innen

An jedem Trialog-Gesprächsabend moderieren zwei Personen eine Gesprächsgruppe. Sie richten meist auch den Raum her und begrüßen die Teilnehmenden. Das „Moderations-Tandem" kann für die gesamte Trialog-Blockveranstaltung festgelegt werden oder sich an den Gesprächsabenden abwechseln. Es müssen nicht immer dieselben Personen moderieren.

Im Vorfeld ist es von Vorteil, wenn eine Hauptansprechperson für die Organisation des Trialogs zuständig ist. Natürlich kann eine Person sowohl die Aufgaben der Moderation als auch der Organisation übernehmen. Bei einem fortlaufenden Angebot empfiehlt sich ein Organisations-Team aus einer Hauptansprechperson und einem „Pool" aus Moderierenden, damit der Trialog zuverlässig stattfinden kann, unabhängig von Erkrankung und beruflichen oder privaten Verpflichtungen. Mit einer trialogisch besetzten Moderation fühlen sich Personen mit eigener Essstörungserfahrung, Angehörige und Fachkräfte gleichermaßen im Trialog repräsentiert.

Evaluationshäppchen:

Von den Moderierenden, die im Rahmen des Forschungsprojekt „TRES" an der Moderationsschulung teilnahmen, halten 90 % die Moderationsschulung zur Vorbereitung für neue Moderierende, die den Trialog nicht kennen, für empfehlenswert. Nahezu alle Moderierenden fühlten sich durch das schriftliche Konzept, das nun in dieses Praxishandbuch gemündet ist, (sehr) gut vorbereitet.

Moderierende im Trialog bei Essstörungen, die noch keine Erfahrung mit dem Trialog haben, sollten idealerweise das Praxishandbuch gelesen haben und an der Online-Schulung „Moderation im Trialog" teilnehmen, wie sie an der Hochschule Landshut entwickelt wurde, oder zumindest selbst an einem anderen Trialog, wie einem Psychoseseminar oder Borderline-Trialog, teilgenommen haben.

Neutraler, ruhiger und einladender Raum

Idealerweise werden Trialoge an einem neutralen Ort (z. B. Volkshochschule, Gemeindehaus) abgehalten, um ein therapeutisches Setting zu vermeiden. Ein Gebäude der psychiatrischen Versorgung, etwa eine Klinik, könnte beispielsweise die Gefahr bergen, dass betroffene Personen sich im Diskurs gehemmt oder Fachkräfte sich in die Rolle der Behandelnden oder Wissensvermittler:innen gedrängt fühlen (Fricke, 2007). Sind Fachkräfte Initiierende, liegt es andererseits aus organisatorischen Gründen nahe, Trialog-Veranstaltungen in den eigenen Einrichtungen zu veranstalten. Für die Teilnehmenden des Borderline-Trialog-Landshut (Schradi, 2020) und des Trialogs bei Essstörungen war die Örtlichkeit ihrer eigenen Aussage nach zweitrangig.

Für Sie als Einrichtung heißt das, nach Möglichkeit einen Raum für den Trialog zu wählen, der in seinem Charakter und seiner alltäglichen Nutzung nicht auf bestimme (Rollen-)Erwartungen schließen lässt, z. B. nicht den Raum zu verwenden, in dem sonst die Einzelberatung oder Familientherapie stattfindet. Gut geeignet wäre ein Raum, der ansonsten auch für Veranstaltungen außerhalb des Beratungs- und Behandlungskontextes genutzt werden kann.

Hellhörige Wände, Telefonate oder die Türklingel, für die immer jemand den Raum verlassen muss, stören den Gesprächsverlauf. Der Trialog sollte ungestört stattfinden können.

Bringen Sie gut sichtbare Schilder am und innerhalb des Gebäudes an, damit alle Teilnehmenden, die Ihre Einrichtung noch nicht kennen, problemlos zum Trialog finden.

Das Äußere eines Raums trägt zum Wohlbefinden der Teilnehmenden bei. Der herzliche Empfang und die angenehme Atmosphäre wurden im Feedback zu „TRES“ positiv hervorgehoben. Möglich sind Blumen, Büchertische, ein Angebot an Getränken oder andere „Treffpunktmöglichkeiten“, die zu einem lockeren Austausch (Get-together) vor und nach der Trialog-Veranstaltung einladen.

Das Sitzen im Stuhlkreis ist „Programm“

Die Sitzordnung bestimmt nicht unwesentlich die Art des Austausches mit und beeinflusst, wie wir uns zueinander positionieren und wie wir uns fühlen (von Peter et al., 2019). Eine frontal ausgerichtete Sitzordnung ist für die Kommunikation nicht förderlich.

Ein Stuhlkreis erscheint uns dem Zweck des Trialogs am dienlichsten, weil er die Prinzipien von Gleichrangigkeit und Selbstbestimmung fördert (oder zumindest nicht behindert) und den Teilnehmenden erlaubt, sich gegenseitig gut zu sehen und ins Gespräch zu kommen. Es gibt keine festen Plätze und weder die Moderierenden noch einzelne Teilnehmende sind in irgendeiner Weise herausgehoben. Dies wurde in der Evaluation ebenfalls positiv erwähnt. Ein großer Tisch in der Mitte, um den *alle* sitzen, kann zusätzlich Sicherheit verleihen und muss nicht entfernt werden, wenn er vorhanden ist.

Abbildung 6: Gruppenraum beim SkF Bamberg

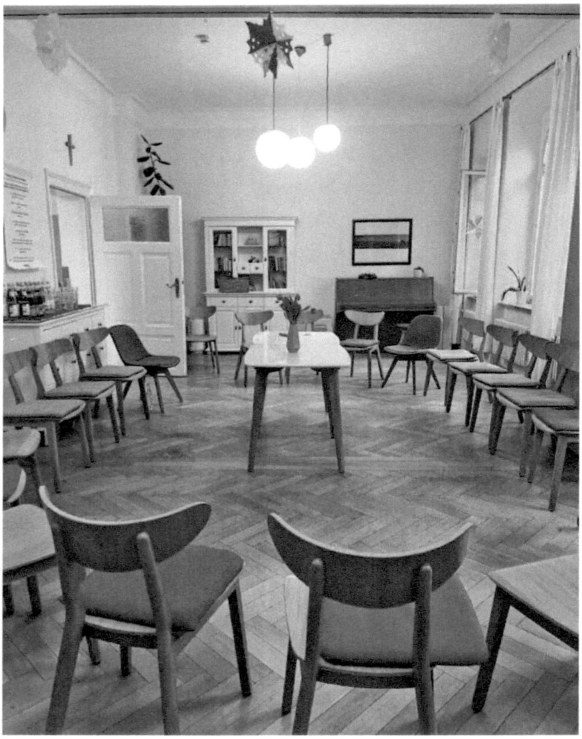

Trialog im Online- oder hybriden Format

Der Trialog kann auch im Online-Format oder hybrid, also mit Teilnehmenden vor Ort und am Bildschirm, angeboten werden. Dies bietet Personen, die weiter weg wohnen, eine niedrigschwellige Teilnahmemöglichkeit und kann als weniger herausfordernd empfunden werden als eine Teilnahme vor Ort. Gleichzeitig ergeben sich im Online- bzw. hybriden Format besondere Anforderungen und Herausforderungen. Wir haben uns im Projekt „TRES“ entschieden, die Trialoge vor Ort durchzuführen, gleichwohl haben wir im Rahmen des Borderline-Trialogs Landshut gute Erfahrungen gerade auch mit Online-Formaten gemacht.

Sollten Sie sich für ein Online- bzw. hybrides Format entscheiden, empfehlen wir, potenziell auftretende Herausforderungen vorab im Team zu sammeln und zu besprechen, wie darauf reagiert werden kann. Beispiele dafür sind:

- **rechtliche Aspekte:** Ist die benutzte Plattform datenschutzkonform, welche Informationen sollte ich den Teilnehmenden dazu vorab zukommen lassen und wie hole ich ihr Einverständnis ein?
- **technische Kompetenzen:** Sind ausreichende Kompetenzen im Umgang mit Video-Tools vorhanden – bei den Teilnehmenden wie auch der Moderation – und wie können diese ggf. vermittelt werden?
- **technische Störungen** während des Trialogs – bei einzelnen Teilnehmenden oder der Moderation: Können hierzu vorab Vorgehensweisen festgelegt werden, im Moderationsteam und auch in der Trialog-Gruppe?
- **Kamera an?** Es kann sein, dass einzelne Teilnehmende kein Kamerabild freigeben, aus technischen Gründen oder auch weil sie ihre Privatsphäre schützen wollen. Es kann hilfreich sein, vorab zu reflektieren, wie damit in der Gruppe umgegangen werden kann und was „schwarze Kacheln" bei anderen Teilnehmenden wie auch Moderierenden auslösen.
- **plötzliches Ausscheiden einer Person** aus dem laufenden Trialog: Dies ist rascher und unbemerkter möglich als vor Ort und kann Irritationen bei den anderen Teilnehmenden und auch den Moderator:innen auslösen. Die Person kann dann meist nicht mehr erreicht und auch nicht „zurückgeholt" werden. Diese herausfordernde Situation kann vorab im Moderationsteam besprochen werden, um in der Situation Handlungsoptionen zur Verfügung zu haben.

Unterlagen für den Trialog

Handouts und Schulungsmaterialien können den trialogischen Austausch einengen und dazu verleiten, in eine einseitig dominierte Informationsvermittlung (oder Beratung) zu treten, die uns im klinischen Alltag häufig begegnet. Statt sich selbst als Expert:innen zu positionieren und Informationen untereinander auszutauschen, verlassen sich Betroffene und Angehörige dann auf das Wissen der Fachkräfte oder Moderierenden und treten selbst in den Hintergrund. Aufbereitete Materialien bergen die Gefahr, Inhalte auf eine bestimmte Art und Weise sichtbar zu machen – meist aus der Perspektive professioneller Expertise (Ikehata et al., 2014). Aus diesem Grund verzichten wir auf jegliche Schulungsmaterialien zu den Leitthemen. Es ist auch nicht notwendig, dass sich die

Moderierenden inhaltlich auf das Thema des Trialog-Abends vorbereiten. Sich vorab im Team mögliche Impulsfragen zu überlegen schadet aber nicht (siehe beispielhaft im Anhang „*Checkliste Moderation: Impulsfragen*").

Damit die Trialog-Abende reibungslos verlaufen, dürfen einige Materialien dennoch nicht fehlen. Hier finden Sie eine Übersicht, entsprechende Vorlagen dazu sind im Anhang (S. 107) und im Online-Downloadbereich:

- Teilnehmendenliste mit Datum, Vornamen und Gruppenzugehörigkeit zum Abhaken
- Namensschilder, z. B. Kreppband, beschriftet mit dickerem, wasserfestem Stift, oder Klebe-Namensschilder
- Plakat mit den Trialog-Gesprächsregeln, für alle gut sichtbar angebracht
- Leitthema des Abends, für alle gut sichtbar angebracht
- Flyer, die von den Anwesenden mitgenommen und an weitere interessierte Personen verteilt werden können
- Checkliste für Moderierende mit einer Übersicht zum Ablauf, den Gesprächsregeln, Aufgaben und (Impuls-)Fragen als Hilfestellung
- Optional: Sparschwein für Spenden (wenn gewünscht), Blumen oder andere Dekoration, Büchertisch, Getränke, Box mit Taschentüchern

Achten Sie darauf, dass nicht nur die Gesprächsregeln und das Leitthema gut sichtbar sind, auch die Namensschilder sollten für alle lesbar sein. Das erleichtert im Trialog das Gespräch und schafft Orientierung.

4.5 Exemplarischer Ablauf eines Gesprächsabends

Die Trialog-Gesprächsabende folgen einem festen Ablauf, wie in Abbildung 7 dargestellt, dies erleichtert den Teilnehmenden und Moderierenden, schnell (wieder) in den Austausch zu kommen. Alle Beteiligten wissen grob, was folgt, und können sich daran orientieren und darauf einstellen.

Vorbereitung und Empfang: Sorgen Sie nach Möglichkeit im Vorfeld dafür, dass der Raum bereits hergerichtet, der Aushang mit den Gesprächsregeln, Flyer zum Mitnehmen und ggf. die Dekoration platziert sind und ausreichend Stühle zur Verfügung stehen, sodass die Moderierenden Zeit haben, alle Teilnehmenden willkommen zu heißen.

Für den Empfang sollten die Teilnehmendenliste mit allen Anmeldungen zum Abhaken (bitte auf Anonymität achten) sowie Namensschilder bereitliegen. Alle Teilnehmenden werden gebeten, auf ihrem Namensschild den Vornamen (oder einen selbstgewählten Spitznamen) und einen Buchstaben für die Gruppenzugehörigkeit zu schreiben: „A" für Angehörige, „F" für Fachkräfte und „B" für Betroffene. Sie können auch den Begriff „Personen mit eigener Essstörungserfahrung" wählen und hierfür ein „E" vergeben. „E" legt auch die Assoziation mit „Essstörung" nahe; wir raten jedoch davon ab, den Begriff „Essgestörte" zu verwenden, da dieser die Person mit der Erkrankung gleichsetzt. Auch ein Austausch im Trialog darüber, wie die Wortwahl möglicherweise auf die eigene Wahrnehmung und das eigene Erleben und Verhalten Einfluss nimmt, kann gewinnbringend sein.

Begrüßung im Stuhlkreis: Die Teilnehmenden werden begrüßt. Vor allem am ersten Gesprächsabend – aber auch bei den darauffolgenden Terminen – ist es notwendig für alle Anwesenden zu Beginn zu erklären, was der Trialog eigentlich ist und wie der Gesprächsabend ablaufen wird. An dieser Stelle weisen die Moderierenden darauf hin, dass das Angebot für volljährige Personen mit ausreichend psychischer Stabilität gedacht ist.

Bei zwei Gesprächsgruppen teilen sich die Teilnehmenden nach einer kurzen Vorstellung der Moderierenden selbstständig in Kleingruppen auf.

Gesprächsregeln: Zunächst lesen die Moderierenden die Gesprächsregeln vor und erklären diese bei Bedarf. Dies sollte bei jedem Treffen erneut erfolgen, um die Regeln als wesentlichen Bestandteil des trialogischen Austauschs allen Teilnehmenden ins Gedächtnis zu rufen und neue Personen direkt einzubeziehen. Im Anschluss informieren die Moderierenden alle Teilnehmenden über die Aufgaben der Moderation (auf Gesprächsregeln achten, Meldungen der Reihe nach aufrufen, auf die Zeit achten, ab und an Nachfragen stellen etc.) und betonen dabei, dass sie das Wort den Teilnehmenden überlassen und sich soweit wie möglich zurücknehmen werden, auch was das Beantworten von inhaltlichen Fragen betrifft. Der Fokus liegt auf dem Erfahrungsaustausch unter den Teilnehmenden.

Abbildung 7: Exemplarischer Ablaufplan am Trialog-Gesprächsabend

Ablauf	To-do	Material
Vorbereitung und Empfang	• Einladenden Raum mit Stuhlkreis und Plakat „Gesprächsregeln“ sowie Leitthema herrichten • Teilnehmendenliste prüfen • Namensschilder austeilen	• Teilnehmendenliste • Namensschilder • ausreichend Stühle • Plakat und Flyer • Optional: Büchertisch, Blumen, Getränke
Begrüßung im Stuhlkreis	• Moderierende stellen sich vor • „Trialog“ erklären • Ablauf des Gesprächsabends erklären • Hinweis 18+/Psychische Stabilität	
Gesprächsregeln	• Trialog-Gesprächsregeln vorlesen und erklären • Aufgaben der Moderation erklären	• Checkliste Moderation „Gesprächsregeln“ „Aufgaben“
Blitzlicht Anfang	• Teilnehmende stellen sich mit Vornamen und Gruppenzugehörigkeit vor	
Moderation	• Thema des Abends einleiten • Trialog moderieren	• Checkliste Moderation „Aufgaben“ „Impulsfragen“
Blitzlicht Ende	• Abschluss-Blitzlicht einleiten • „Gut nach Hause gehen lassen“: Hinweis auf kurzes „Get-together“ Hinweis auf Austausch Kontaktdaten untereinander, wenn gewünscht Hinweis auf Hilfeadressen • Nächsten Trialog-Termin nennen • Letzter Abend: Themen sammeln	• Checkliste Moderation „Aufgaben“ • Flyer mit Terminen • Hilfeadressen
Ausklang mit Get-together	• Teilnehmenden noch etwas Zeit für Austausch untereinander geben • Raum aufräumen, ggf. mit Teilnehmenden zusammen	

Blitzlicht am Anfang: Der Trialog beginnt und endet mit einem „Blitzlicht“, bei dem alle Anwesenden zwei bis drei Sätze sagen. Zu Beginn dient das Blitzlicht dazu, das Eis zu brechen und sich gegenseitig kennenzulernen. Alle Beteiligten sagen reihum ihren Vornamen, ihre Gruppenzugehörigkeit und ggf. einen Satz, entweder zum Grund ihrer

Teilnahme oder zu ihren Erwartungen an den Trialog. Ein Mitglied des Moderationsteams kann dabei den Anfang machen. Einigen Personen fällt es gelegentlich schwer, ihre Gedanken prägnant zu formulieren. In solchen Situationen ist es hilfreich, freundlich darauf hinzuweisen, dass sie die Möglichkeit haben, ihren Beitrag zu einem späteren Zeitpunkt zu ergänzen. Es ist ratsam, das Blitzlicht zu Beginn kurz zu halten und zusätzliche Zeit für das abschließende Blitzlicht vorzusehen, da dies für alle Teilnehmenden in der Regel sehr bereichernd ist.

Moderation: Im Anschluss an das Blitzlicht beginnt der Austausch, indem die Moderierenden das Leitthema des Abends nennen und mit einer Frage einleiten, z. B. am ersten Abend mit der Frage „Was versteht ihr unter einer Essstörung?" (Leitthema „Essen ist nicht das Problem?! – Merkmale und Hintergründe von Essstörungen: Welche Erfahrungen machen Betroffene, Angehörige und Fachkräfte?").

Meist ist zunächst mit einem vorsichtigen Herantasten mit kurzen Beiträgen oder Nachfragen zu rechnen, Pausen entstehen, weil die Teilnehmenden erst „in Schwung" kommen müssen. Im weiteren Verlauf nimmt der Austausch untereinander und das gemeinschaftliche Nachdenken und Diskutieren oft von selbst Fahrt auf. Ab diesem Zeitpunkt ist es empfehlenswert, die Wortmeldungen zu notieren, um die Teilnehmenden der Reihenfolge nach aufzurufen und niemanden zu übersehen. Wenn der Austausch lebhafter geworden ist, kommen häufig auch mehr Gefühle auf, die ebenfalls ihren Raum haben dürfen. Sie sollten nicht unterbunden werden aus Sorge um betroffene Personen oder die Gruppe. Alle Anwesenden werden heftige Gefühle kennen und haben zu jeder Zeit die Möglichkeit, eine Pause zu machen (z. B. kurz an die frische Luft zu gehen), wenn es zu anstrengend werden sollte.

Pausen sollten von den Moderierenden nicht „übersprochen" oder verhindert werden. Das Aushalten von Stille ist herausfordernd, denn es kann schnell als Ausdruck eines misslingenden Gesprächs fehlgedeutet werden und Verunsicherung auslösen. Ein Schweigen ist aber durchaus einmal erwünscht und notwendig, um nachzudenken und sich zu sortieren. Die Moderierenden können Sprechpausen aushalten, indem sie innerlich bis zehn zählen, bevor Sie aktiv werden – die sogenannte „Zehn-Sekunden-Regel" (von Peter et al. 2019, S. 53).

Auf weitere Aufgaben der Moderierenden in Bezug auf Gesprächsführung und Verhalten in schwierigen Situationen gehen wir in den folgenden Kapiteln noch näher ein.

Blitzlicht am Ende: Während des Austausches haben die Moderierenden die Zeit fest im Blick und leiten kurz vor Schluss das Ende der Gesprächsrunde ein, damit alle Teilnehmenden die Möglichkeit haben, wichtige Inhalte einzubringen. Am Ende der Gesprächsrunde gibt es erneut ein Blitzlicht, bei dem alle reihum noch einmal zu Wort kommen können, auch diejenigen, die bislang nur zugehört haben.

Für eine kurze Abschlussrunde eignet sich eine konkrete Frage, die alle mit zwei bis drei Sätzen beantworten können, z. B. „Was war heute für mich das Wichtigste?" oder „Was nehme ich mit?" oder „Der trialogische Austausch war für mich …". Die Moderierenden können diesmal das Blitzlicht beenden und die Teilnehmenden mit ein paar Hinweisen verabschieden. Für einen entspannten Ausklang laden sie die Teilnehmenden zu einem kurzen „Get-together" ein und erinnern an den nächsten Trialog-Termin.

Der Trialog ist nicht dazu gedacht, individuelle Problemsituationen einzelner Personen intensiv zu bearbeiten. Dennoch kommen Menschen mit dringenden Fragen zum Trialog, auf die sie nach dem Austausch immer noch keine Antwort haben. Weisen Sie auf wohnortnahe weiterführende Anlaufstellen hin. Möglich wären auch Flyer, die jede Person bei Bedarf mitnehmen kann. Sie haben sicher entsprechende Tipps für Unterstützungsmöglichkeiten parat.

Ausklang mit Get-together: Der zeitliche Rahmen von zwei Stunden sollte nach Möglichkeit nicht (zu sehr) überschritten werden, da sich alle Beteiligten innerlich darauf eingestellt haben. Dennoch ist es unserer Erfahrung nach wichtig, am Ende noch ein paar Minuten für ein „Get-together" zu haben. Beim Get-together können die Teilnehmenden Informationen austauschen und wertvolle Kontakte knüpfen um sich auch außerhalb des Trialogs zum weiteren Austausch zu treffen. Das gemeinsame Aufräumen des Veranstaltungsraumes kann zudem förderlich für das Zusammengehörigkeitsgefühl der Teilnehmenden und Moderierenden sein.

Besonderheiten am letzten Abend: Am letzten Gesprächsabend bietet es sich an, mit den Teilnehmenden zusammen die Leitthemen für die nächsten Trialog-Veranstaltungen zu sammeln oder direkt durch Abstimmung festzulegen. Zusätzlich kann es für die Organisierenden von Nutzen sein, besonders zu Beginn neuer Gruppenangebote, Feedback einzuholen. Dies lässt sich unkompliziert realisieren, etwa durch anonyme Kurzfragebögen oder Moderationskarten. Beispiele für Fragen könnten sein: „Was nehme ich mit?", „Das fand ich gut", „Das könnte besser sein" und „Das wünsche ich mir noch". Einen Vorschlag für einen Evaluationsbogen finden Sie ebenfalls im Anhang. In einer weiteren Trialog-Veranstaltung könnten diese Punkte gemeinsam diskutiert und ggf. bedürfnisorientierte Anpassungen am Ablauf vorgenommen werden („Trialog über den Trialog").

4.6 Gesprächsregeln – wie reden wir miteinander?

Gesprächsregeln sollen nicht die Spontanität der Teilnehmenden einschränken, sondern dafür sorgen, dass sich alle in einer Gruppe gut aufgehoben fühlen. Sie sollen einen Rahmen schaffen, in dem die Trialog-Teilnehmenden offen ihre persönlichen Erfahrungen mitteilen können, ohne eine negative Wertung befürchten zu müssen. Nicht immer wird es leichtfallen, sich an die Gesprächsregeln zu halten. Für einige wird es schwierig sein, sich in der Redezeit zu begrenzen, andere zu Wort kommen oder abweichende Meinungen stehen zu lassen. So verständlich der Wunsch sich mitzuteilen auch ist, es sollte sich niemand benachteiligt fühlen.

Abbildung 8: Trialog bei dick & dünn e.V. Berlin

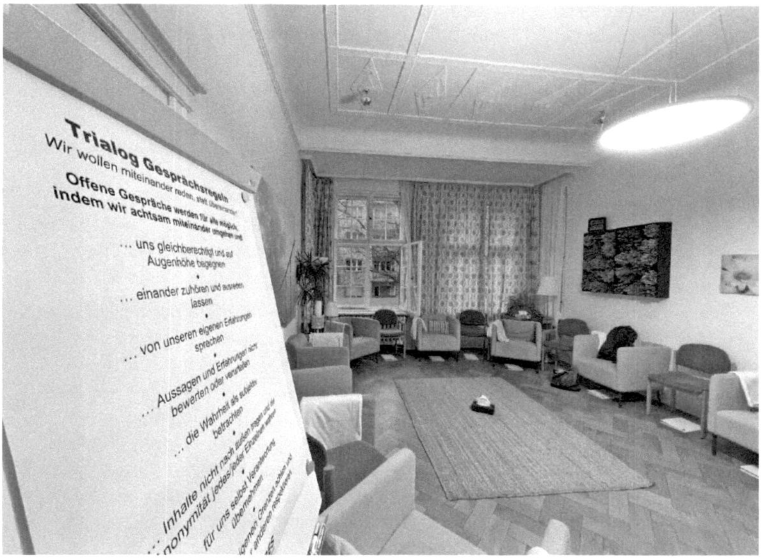

In diesem Kapitel werden also Gesprächsregeln für den Trialog und Hinweise dazu vorgestellt, die sich als hilfreich erwiesen haben und eine wertschätzende Kommunikation auf Augenhöhe fördern. Für manche Gruppen sind sie vielleicht nicht vollständig und können dementsprechend ergänzt werden. Vertrauen Sie darauf, dass die Gruppe einen guten Umgang miteinander finden wird. „Die beste Führung ist die, unter der die Leute sagen: Wir haben es selbst geschafft.“ (Laotse)

Wir wollen miteinander reden, statt übereinander! Im Trialog geht es um einen Wechsel von genauem Zuhören und sich Mitteilen durch ein echtes Interesse an dem, was jede Person im Raum zu sagen hat.

Offene Gespräche werden für alle möglich, indem wir achtsam miteinander umgehen und:

Abbildung 9: Gesprächsregeln im Trialog

... uns gleichberechtigt und auf Augenhöhe begegnen	Im Trialog sind alle Teilnehmenden Expert:innen durch eigene Erfahrung, Mit-Erfahrung, Ausbildung oder Beruf. Diese Kompetenzen gilt es im Trialog anzuerkennen, zu bündeln und gemeinsam zu nutzen. Die Moderierenden dienen dabei mit ihrer Haltung als Vorbilder.
... einander zuhören und ausreden lassen	Die Moderierenden achten auf einen ausgewogenen Redeanteil unter den einzelnen Personen und Personengruppen. Anhand einer „Redeliste", für die sich alle per Handzeichen melden, rufen die Moderierenden nach der Reihe auf.
... von unseren eigenen Erfahrungen sprechen	Wer etwas sagt, sollte sich selbst zur Sprache bringen und von den eigenen Erfahrungen und Gefühlen sprechen. Die Moderierenden bitten die Teilnehmenden möglichst in der „Ich-Form" zu sprechen. Ich-Botschaften machen deutlich, dass wir über unsere eigenen Gefühle und Ansichten sprechen.
... Aussagen und Erfahrungen nicht bewerten und verurteilen	Unterschiedliche Erfahrungen und Meinungen können bereichernd sein, wenn wertschätzend mit ihnen umgegangen wird. Für eine offene und vertrauensvolle Gesprächsatmosphäre ist es sehr wichtig, dass jede Person ihre Meinung, Einstellung oder Ansicht zu einem bestimmten Thema äußern darf, ohne befürchten zu müssen, dafür bewertet oder gar verurteilt zu werden. Gleichzeitig kann es keinen Anspruch darauf geben, dass sie geteilt wird.
... die Wahrheit als subjektiv betrachten	Es gibt viele Wahrheiten, jede ist immer subjektiv. Es ist nicht Aufgabe des Trialogs, Meinungen zu vereinheitlichen. Vielmehr geht es darum unterschiedliche Erfahrungen und Standpunkte besser kennenzulernen. Der Erfahrungsaustausch lebt von einem Perspektivenwechsel. Unterschiedliche Meinungen dürfen nebeneinander stehen bleiben („Vielstimmigkeit").

... Inhalte nicht nach außen tragen und die Anonymität jedes Einzelnen wahren	Absolute Vertraulichkeit: Alles, was gesagt wird, bleibt im Raum! Verschwiegenheit ist nötig, damit sich vertrauensvolle Offenheit entfalten kann. Alles Gesagte, wie z. B. persönliche Dinge oder Aussagen, ist von den Teilnehmenden mit äußerster Verschwiegenheit zu behandeln. Zuhause soll ausschließlich über persönliche Erfahrungen im Trialog, nicht über andere Gruppenmitglieder gesprochen werden. Allgemeine Zusammenhänge, z. B. über Hilfen und Strategien, dürfen gerne nach außen getragen werden.
... für uns selbst verantwortlich sind	Die Teilnehmenden sind durch ihre Beiträge mitverantwortlich für den Trialog-Ablauf. Der Trialog ist so gut, wie die Beiträge der einzelnen Beteiligten. Aber es gilt auch als unausgesprochene Regel: Jede Person kann, niemand muss etwas sagen. Jede:r bestimmt für sich selbst, wann er:sie spricht und wann er:sie schweigt und zuhört. Jede:r achtet darauf, dass es ihm:ihr gut geht und macht, wenn notwendig, eine Pause.
... auf unsere eigenen Grenzen achten und die Grenzen der anderen respektieren	Erfahrungen, Gefühle, Bedürfnisse und Wünsche offen zu äußern, heißt auch Rücksicht auf die Belange der anderen zu nehmen und achtsam mit diesen umzugehen. Hierbei bietet es sich an, gemeinsam mit der Gruppe festzulegen, wie mit sensiblen Themen wie beispielsweise Kalorien- oder Gewichtsangaben umgegangen wird.

Machen Sie darauf aufmerksam, dass der Trialog **keine Therapiesitzung, keine Einzelfallberatung und keine Selbsthilfegruppe** ist.

Darüber hinaus ist es sinnvoll, sich im Vorfeld im Moderationsteam abzusprechen, wie mit Situationen umgegangen werden kann, in denen sich eine Person nicht wohlfühlt oder krisenhafte Zuspitzungen zu erkennen sind. Es kann helfen, hierfür einen „Notfallplan" zu erstellen und diesen auch transparent im Rahmen der Gesprächsregeln zu kommunizieren. Hinweise, wie Moderierende mit solchen Situationen umgehen können, finden Sie in Kapitel 5.4, Beispiel 11.

Evaluationshäppchen:

In 98 % der Fälle bewerteten die Teilnehmenden die Gesprächsregeln als (sehr) gut für einen gleichberechtigten Austausch. Ein respektvoller Umgang, aktives Zuhören und die Anerkennung individueller Erfahrungen schaffen einen geschützten Raum, der den Teilnehmenden Offenheit ermöglicht, ohne Bewertung befürchten zu müssen. Diese Aspekte wurden von allen Gruppen hervorgehoben, also von Personen mit eigener Essstörungserfahrung, Angehörigen und Fachkräften.
Eine Nichteinhaltung der Gesprächsregeln wäre für den Großteil der Befragten zudem ein Grund, nicht mehr am Trialog teilzunehmen, insbesondere wenn Aussagen verurteilt oder abgewertet werden, ohne dass die Moderation eingreift.

Betroffene Personen empfinden Grenzüberschreitungen, wie übermäßig persönliche Fragen (im Sinne eines „Ausquetschens"), und Trigger (viel über Kalorien oder Körpergewicht sprechen) als zusätzliches Hindernis für die Teilnahme. In solchen Fällen wird ebenfalls ein Eingreifen der Moderation gewünscht.
Um den geschützten Rahmen zu bewahren, sollten die Gesprächsregeln bei jedem Treffen erneut in Erinnerung gerufen und bei Bedarf gemeinsam angepasst oder erweitert werden.

„Du" oder „Sie"? In Selbsthilfegruppen und in trialogischen Austauschformaten ist es üblich sich zu „duzen". Das baut Distanz ab und fördert eine gleichberechtigte Kommunikation. Den Moderierenden und Teilnehmenden ist es jedoch freigestellt, das „Du" anzubieten oder beim „Sie" zu bleiben. Ein Kompromiss wäre das „trialogische Du" zu vereinbaren, gleichzeitig aber anzusprechen, dass es in anderen Kontexten sinnvoll sei beim „Sie" zu bleiben, wenn sich beispielsweise moderierende Fachkräfte und Betroffene oder Angehörige später in einer Beratungssituation befinden.

Evaluationshäppchen:
Die Teilnehmenden des „TRES-Projekts" schätzten die Du-Form im Trialog sehr. Eine klare Vereinbarung über die Form der Ansprache im Moderationsteam kann Verwirrung vorbeugen.

4.7 Zusammenfassung

Um einen guten Rahmen für den Trialog zu schaffen, sind die Größe und Zusammensetzung der Gruppe zu bedenken, beispielsweise im Hinblick auf Alter und eigenen Bezug zu Essstörungen. Die Themen können für eine erste Trialog-Staffel im Vorhinein festgelegt und im weiteren Verlauf mit den Teilnehmenden entwickelt werden. Als zeitlichen Rahmen empfehlen wir für Trialog-Abende mindestens 120 Minuten. In der Werbung können spezifische und schwerer erreichbare Zielgruppen gezielt angesprochen werden, wie z. B. Männer mit Essstörungen oder Partner:innen und Geschwister. Im Ablauf haben sich Blitzlichter zu Beginn und am Ende des Trialogs sowie ein Get-together nach dessen Abschluss bewährt. Weiterhin sind die stets transparent kommunizierten Gesprächsregeln wichtig.

Reflexionsfragen für Sie in Ihrer Einrichtung

- Wie lässt sich das vorgestellte Konzept in unserer Einrichtung umsetzen? Welche Besonderheiten unserer Einrichtung/Organisation/Institution muss ich bei der Umsetzung berücksichtigen?
- Welche Zielgruppen möchten wir ansprechen? Welchen zeitlichen und örtlichen Rahmen wählen wir? Wie können wir auf unseren Trialog aufmerksam machen? Wer übernimmt welche Aufgaben?
- Welche Kolleg:innen oder Netzwerkpartner:innen könnten wir in die Umsetzung einbinden (z. B. für ein trialogisches Moderationsteam)?
- Gibt es weitere Ideen, die wir bei unserem Trialog ausprobieren möchten?

5. Moderation des Trialogs bei Essstörungen

Der Begriff der Moderation, der aus dem Lateinischen kommt, bezeichnet in der ursprünglichen Wortbedeutung „mäßigen", „steuern" oder „lenken". Das Wort Moderation wird häufig bei Besprechungen, Workshops und Diskussionsformaten verwendet. Klebert et al. (2009, S. 81) definieren das Verhalten von Moderierenden in diesem Kontext als Bemühungen „den Meinungs- und Willensbildungsprozess einer Gruppe zu ermöglichen und zu erleichtern, ohne inhaltlich einzugreifen und zu steuern. Moderatoren sind methodische Helfer, die ihre eigene Meinung, Ziele und Wertungen zurückstellen."

Mit dieser Definition nähern wir uns den Aufgaben und der Haltung der Moderierenden im Trialog an, möchten sie aber im folgenden Kapitel noch ergänzen. Die nachfolgenden Empfehlungen beruhen überwiegend auf unseren Erfahrungen als Moderator:innen im Borderline-Trialog, dem Austausch im Borderline-Trialog-Netzwerk und der Praxis- und Forschungsliteratur zum Trialog. Unterstützend beziehen wir den Leitfaden „Moderation von Selbsthilfegruppen" (Berg-Peer, 2016), das Praxishandbuch für Gruppenmoderator:innen „Essstörungen. Arbeit mit Selbsthilfegruppen" (Baeck, 2004), ein „Non-Manual" für „Recovery-orientierte Gruppenarbeit" (von Peter et al., 2019) sowie ein Standardwerk zur Moderation im Allgemeinen (Klebert et al., 2009) ein.

5.1 Zu zweit moderieren

Eine Trialog-Gesprächsgruppe sollten grundsätzlich zwei Personen moderieren, alleine um die Verlässlichkeit der Trialog-Blockveranstaltung gewährleisten zu können – denn selbst wenn eine Person ausfällt, kann die andere Person den Trialog moderieren. Dabei ist ein trialogisch besetzter „Pool" aus mehreren Moderierenden hilfreich.

Zwei Personen bieten den Teilnehmenden ein breites Verhaltensspektrum zur Orientierung und eine Art doppeltes Beziehungsangebot: Wem die eine moderierende Person vielleicht weniger sympathisch ist, der:die kann möglicherweise Anknüpfungspunkte bei der anderen moderierenden Person für sich finden. Das kann mitunter persönliche Gründe haben, auf die kein Einfluss genommen werden kann, z. B. im Geschlecht der Person verortet sein. Empfehlenswert ist eine trialogische Durchmischung im Moderierenden-Team. Personen mit eigener Essstörungserfahrung, Angehörige und Fachkräfte fühlen sich auf diese Weise gleichermaßen repräsentiert.

Auch für die Moderierenden selbst ist die Doppelbesetzung eine wertvolle Unterstützung: beim Einfühlen in Stimmungen und Themen, beim Fragen stellen und Impulse geben sowie im Umgang mit schwierigen Situationen und schließlich bei der Aufgabenteilung.

Wichtig ist, dass sich die Moderierenden vorab gut absprechen, wer welche Aufgaben übernimmt (z. B. den Empfang, das Blitzlicht, die grundsätzliche Gesprächsführung oder das Notieren und Aufrufen von Wortmeldungen).

5.2 Voraussetzungen für die Moderation

Moderierende im Trialog sollten in der Funktion der Hauptmoderation

- entweder aus dem **psychosozialen Bereich** kommen
- oder **persönliche Erfahrung** mit Essstörungen gemacht haben (Grundvoraussetzung: psychische Stabilität und Reflexion der eigenen Essstörungserfahrung) und
- Erfahrung in der Arbeit mit **Gruppen**(-Moderation)
- oder selbst jahrelange Erfahrung als Gruppenteilnehmende haben (Selbsterfahrung, Therapie etc.)
- sowie **Grundwissen** über Symptome und Hilfeangebote bei Essstörungen durch Erfahrung oder Ausbildung mitbringen (vertieftes Wissen kann hilfreich sein, ist aber nicht notwendig).

Moderierende in der Funktion der Co-Moderation müssen nicht alle diese Kriterien erfüllen, sollten aber ebenfalls psychisch gefestigt sein und sich die Co-Moderation der Gruppe zutrauen (z. B. Zeitwächter:in, Wortmeldungen entgegennehmen).

Weiterhin empfehlen wir nach Möglichkeit einmal **selbst an einem Trialog teilzunehmen**, um den Ablauf, die Moderation und die Atmosphäre vorab zu erleben. Einige Borderline-Trialoge und Psychoseeminare werden auch online angeboten. Information dazu finden Sie im Internet unter www.borderlinetrialog.de und www.trialog-psychoseseminar.de (Zugriff am 17.03.2025).

Einen Trialog sollte nicht moderieren, wer

- sich nicht zurücknehmen kann und immer wieder das starke Bedürfnis hat, sich aus der Perspektive der Fachkraft, der Person mit eigener Essstörungserfahrung oder angehörigen Person zu beteiligen. (Sie wären eine gewinnbringende teilnehmende Person im Trialog!)

- kein Vertrauen in einen gleichberechtigten Austausch zwischen diesen Personengruppen hat oder für diese keine Bereicherung durch den Trialog erkennen kann. (Machen Sie dann zunächst Erfahrungen als teilnehmende Person im Trialog.)
- sich nicht ausreichend von der eigenen Essstörungserfahrung distanzieren kann. (Der Trialog kann keine Selbsttherapie sein.)

5.3 Haltung und Aufgaben der Moderierenden

Die Trialog-Teilnehmenden bringen alles mit, was sie für den Austausch brauchen: Erfahrung, Wissen und Interesse an der Diskussion mit anderen betroffenen Personen, Angehörigen und Fachkräften. Die Aufgabe der Moderierenden und Organisierenden ist es, den Rahmen für diesen Austausch zu schaffen, in dem die unterschiedlichen Perspektiven, Bedürfnisse und Herausforderungen sowie individuelle Erfahrungen mit Handlungs- und Bewältigungsmöglichkeiten sichtbar und verbalisiert werden können. Ihre Aufgaben ergeben sich aus dem Ablauf des trialogischen Gesprächsabends und den Gesprächsregeln.

Es reicht jedoch nicht, die Gesprächsregeln zu benennen, um zu verdeutlichen, wie der Trialog abläuft, die Moderierenden gehen selbst mit gutem Beispiel voran und halten sich ebenfalls an die Trialog-Gesprächsregeln.

In ihrer Rolle als Moderierende sind Sie außerdem strukturgebend, integrierend, ermutigend und haben eine unterstützende Funktion, ohne jedoch den Inhalt zielgerichtet zu steuern.

In Ihrer Grundhaltung stehen sie den Teilnehmenden und den Gesprächsinhalten offen und interessiert gegenüber, denken und handeln multiperspektivisch und ressourcenorientiert und haben Vertrauen in das Expert:innentum von Personen mit eigener Essstörungserfahrung, Angehörigen und Fachkräften. So ermöglichen Sie einen trialogischen Austausch auf Augenhöhe – oder fördern diesen Prozess zumindest. Alle Teilnehmenden fühlen sich gehört und in ihren Erfahrungen und in ihrem Wissen respektiert. Ein gemeinsames, wechselseitiges Verstehen, Nachdenken und Lernen werden ermöglicht. Am besten gelingt dies, wenn Sie sich von etwaigen Erwartungen loslösen und eine Balance zwischen Strukturierung und Offenheit finden.

5.3.1 Die Haltung der Moderation im Trialog

Abbildung 10: Übersicht zu Haltung und Aufgaben der Moderation

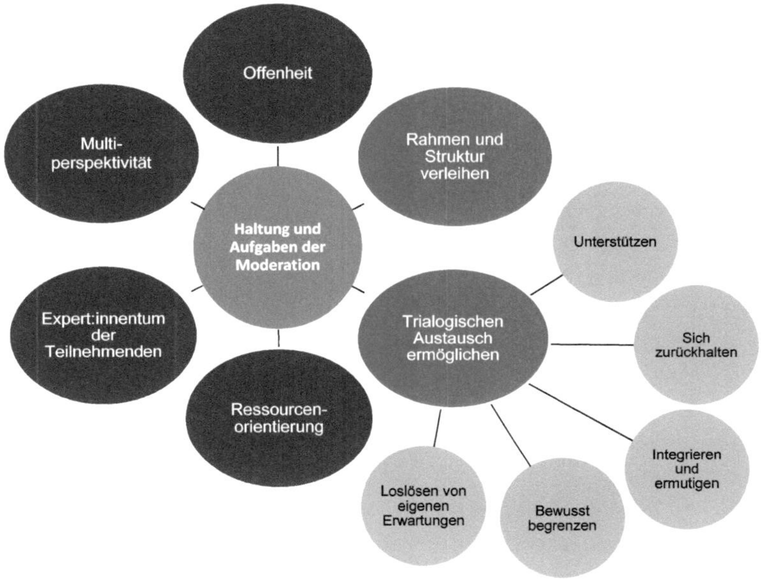

Abbildung 10 fasst Haltung und Aufgaben der Moderation zusammen. Nachfolgend werden die Aspekte erläutert, die die Haltung kennzeichnen:

Offenheit: Jedem Menschen offen, interessiert und wertfrei zu begegnen, ist eine wichtige Voraussetzung, um einen Trialog erfolgreich zu gestalten. Dazu ist es notwendig, sich mit dem eigenen Selbstbild, eigenen Wertvorstellungen und Vorbehalten auseinanderzusetzen. Die Moderierenden sollten in der Lage sein, jede Person so zu akzeptieren, wie sie sich äußert und verhält, solange es der Gruppe nicht schadet. Dabei ist es wichtig, dass sie nicht wertend an andere Menschen oder Situationen herangehen, sondern die unterschiedlichen Lebenseinstellungen, Erfahrungen mit Essstörungen, Handlungs- und Bewältigungsstrategien sowie Motivationen für den Besuch des Trialogs respektieren.

Hier heißt die Devise: „fragen statt sagen". Zeigen Sie Interesse aus der Perspektive der „nicht-wissenden" Person, indem Sie Fragen stellen, weil Sie es ebenfalls nicht wissen, weil Sie neugierig sind und die Ohren der anderen dafür auch öffnen wollen, weil Sie die individuell unterschiedlichen Antworten interessieren, weil Sie Barrieren abbauen und Vertrauen wecken möchten (Klebert 2009, S. 82).

Multiperspektivität: Es gibt viele Wahrheiten, die es im Trialog zu entdecken gilt. Betroffene Personen, Angehörige und Fachkräfte mit unterschiedlichen Berufen und Ausbildungsrichtungen bringen jeweils eigene Erfahrungen, Umgangs- und Bewältigungsstrategien sowie verschiedene Blickwinkel auf eine Erkrankung, deren Behandlung, Schwierigkeiten und Möglichkeiten mit ein. Dadurch eröffnen sich neue Perspektiven und Einsichten. Es ist wichtig, dass Sie die verschiedenen Sichtweisen erkennen und anerkennen, die die Teilnehmenden einbringen und die das Leitthema des Abends beinhalten kann, um die Ziele des trialogischen Austausches zu erreichen.

Der Trialog lebt davon, dass unterschiedliche Perspektiven offen und wertfrei geäußert werden. Das bedeutet nicht, dass Sie als Moderierende alle Ansichten gutheißen müssen, sondern diese Erfahrungen, Meinungen, Gefühle und Ideen nebeneinander stehen zu lassen, auch oder vor allem zu kontrovers diskutierten Themen. Das erfordert auch die Fähigkeit solche Diskussionen auszuhalten. Uneinigkeit ist begrüßenswert und ausdrücklich erwünscht. Wichtig ist, konstruktiv und offen damit umzugehen.

Es ist nicht die Aufgabe des Trialogs, Meinungen zu vereinheitlichen oder unterschiedliche Interessen und Standpunkte zu leugnen. „Vielmehr geht es darum, verschiedene Standpunkte besser kennenzulernen, eine gemeinsame Sprache und Streitkultur zu entwickeln, um so Konflikte wirklich inhaltlich auszutragen.“ (Trialog-Psychoseseminar, 2025).

Dafür braucht es eine multiperspektivische Haltung. Sie ist ein wichtiger Bestandteil konstruktiver Kommunikation und ermöglicht eine Verständigung, die die Vielfalt der Perspektiven und Erfahrungen anderer berücksichtigt. Diese Haltung im Trialog hilft, ein breiteres Verständnis für komplexe Erkrankungen zu entwickeln und gemeinsam neue Bewältigungsstrategien zu finden.

Wenn die Teilnehmenden „das Gefühl bekommen, nichts Falsches sagen zu können, dass ihre Äußerungen im Kontext *ihres* Lebens und *ihrer* Gefühle immer eine Berechtigung haben oder Sinn ergeben, werden sie auch in den offenen Austausch untereinander treten.“ (von Peter et al. 2019, S. 67)

Expert:innentum der Teilnehmenden: An eine multiperspektivische Sichtweise schließt sich die Haltung im Trialog an, dass Betroffene, Angehörige und Fachkräfte als Expert:innen für das Thema angesehen werden. Personen mit eigenen Essstörungserfahrungen sind Expert:innen in Bezug auf ihre Erkrankung und Genesung. Sie können aufgrund ihrer eigenen Erfahrungen einzigartige Einblicke in das Leben mit einer Essstörung geben. Die Angehörigen sind Expert:innen durch ihre (Mit-) Erfahrung und das Miterleben der Erkrankung und Genesung. Sie haben sich im Laufe der Zeit eigene Krankheitskonzepte und Bewältigungsstrategien zurechtgelegt, die vielleicht nicht immer mit denen der Betroffenen oder Fachkräften übereinstimmen. Genau deshalb können die Angehörigen nicht nur ihre Sorgen und Bedürfnisse in den Trialog einbringen, sondern auch ihre Erfahrungen, die sie als hilfreich oder weniger hilfreich im Umgang mit der erkrankten Person und dem Hilfesystem erlebt haben. Fachkräfte ergänzen den Trialog um ihr berufliches Knowhow und ebenfalls um ihre persönlichen Erfahrungen mit dem Thema.

In der Moderation ist es wichtig, alle Teilnehmenden als gleichberechtigt wahrzunehmen. Das bedeutet für die Teilnehmenden, sich von Versorgungswünschen und dem Bedürfnis nach Ratschlägen von „Profis" zu distanzieren. Für Moderierende, die gleichzeitig Fachkräfte sind, heißt das, dass sie ihre Rolle als „Behandelnde, Helfende und Beratende" ablegen und den Impuls, aufzuklären und eine Lösung anzubieten, nicht verfolgen. Das gelingt nur, wenn sie Vertrauen in das Expert:innentum der Betroffenen, Angehörigen und Fachkräften haben und die inhaltliche Verantwortung den Teilnehmenden überlassen. Dieses Zutrauen in den trialogischen Austausch kann Moderierende deutlich entlasten.

Ressourcenorientierung: Durch den Erfahrungs- und Wissensaustausch werden die Kompetenzen und Ressourcen gebündelt und der Trialog offenbart sein ganzes Potenzial. Eine ressourcenorientierte Grundhaltung legt den Fokus darauf, was hilfreich ist. Indem Sie eine ressourcenorientierte Herangehensweise wählen und auch gezielt danach fragen, was den Beteiligten in der Vergangenheit geholfen hat, können die Teilnehmenden ihre Sorgen und Probleme auf eine Weise diskutieren, die es ihnen ermöglicht, voneinander zu lernen, ähnliche Erfahrungen zu teilen und neue Methoden zu entdecken, um mit vorhandenen Schwierigkeiten umzugehen. Damit verhindern Sie zudem einen lediglich auf Defizite ausgerichteten Austausch.

5.3.2 Die Aufgaben der Moderierenden im Trialog

Aus der oben beschriebenen Haltung resultieren die Aufgaben des Moderationsteams, welche darin bestehen, der Trialog-Veranstaltung Struktur und einen offenen und wertschätzenden Rahmen zu verleihen, einen trialogischen Austausch zu ermöglichen und zu fördern, und sich selbst dabei mit inhaltlichen Beiträgen zurückzuhalten (siehe Abbildung 10).

Rahmen und Struktur verleihen

Der Rahmen der Trialog-Veranstaltung zu Essstörungen ergibt sich aus dem Ablaufplan (siehe Abbildung 7) und umfasst in Kürze folgende Aufgaben der Moderation:

- Teilnehmende empfangen
- Trialog, Gesprächsregeln und Aufgaben der Moderation erklären
- Durchführung eines Blitzlichts zu Beginn und am Ende
- Entgegennahme und Aufruf von Wortmeldungen („Redeliste führen")
- Auf Einhaltung der Gesprächsregeln achten
- Trialogischen Austausch fördern
- Get-together ermöglichen
- Sich um den zeitlichen Rahmen kümmern

Trialogischen Austausch ermöglichen

Unterstützen: Die Moderierenden haben eine unterstützende Funktion, keine inhaltlich steuernde, d. h. sie kommentieren, beraten, therapieren und bewerten nicht. Sie denken und handeln multiperspektivisch und erkennen die Diversität der Gruppe und der Aussagen als eine Stärke des Trialogs an. Sie versuchen nicht, die Teilnehmenden zu einer bestimmten Sichtweise zu bewegen oder ihnen Ratschläge zu geben. Stattdessen ermutigen sie die Teilnehmenden, ihre eigenen Erfahrungen und Meinungen auszudrücken und sich gegenseitig zuzuhören. Das darf jedoch nicht zu Teilnahmslosigkeit führen. Die Moderierenden sind zwar nicht dafür verantwortlich, was gesagt wird, wie die Teilnehmenden denken oder fühlen oder dass sie Lösungen für ihre Lebenssituationen finden, aber dafür, dass sich die Gruppe wohlfühlt und gut miteinander ins Gespräch kommen kann. Die Moderierenden achten daher auf eine angenehme Gesprächsatmosphäre und eine wertschätzende Ausrichtung des Austausches. Die Erfahrungen und Sichtweisen einer jeden Person sind wichtig und werden akzeptiert, solange sie andere Sichtweisen nicht be- oder abwertet bzw. die Gesprächsregeln nicht verletzt.

Sich zurückhalten: Wann immer die Teilnehmenden gut im Gespräch sind, nehmen sich die Moderierenden zurück. Direkte Fragen und Bemerkungen zwischen den drei Gruppierungen haben Vorrang, sie machen den Erfahrungsaustausch lebendig. Wir empfehlen „sich von der Gruppe treiben" zu lassen. Es geht also nicht darum, irgendwelche (programmatischen oder therapeutischen) Ziele zu erreichen, sondern den Austausch untereinander zuzulassen, nicht zu behindern oder zuweilen auch auszuhalten.

Integrieren und ermutigen: Sie als Moderierende sind dennoch präsent und greifbar, indem Sie zum einen ein Klima des Vertrauens und der Wertschätzung fördern und auf die Ausgewogenheit der trialogischen Redebeiträge achten. Jede:r soll zu Wort kommen und aussprechen dürfen. Wenn eine bestimmte Perspektive nicht zur Sprache kommt, ermutigen Sie die Teilnehmenden dazu, diese einzubringen und sich als Expert:innen aus Erfahrung wahrzunehmen, indem Sie entsprechende Fragen stellen. Andererseits vermitteln Sie der Gruppe, dass Sie an deren selbstverantwortlichen Austausch interessiert sind und auch das entsprechende Zutrauen in die Gruppe haben.

Bewusst begrenzen: Die Moderator:innen sorgen bei Bedarf dafür, dass das Gespräch durch gezielte Nachfragen (Impulsfragen) angeregt und aufrechterhalten wird. Sie greifen nur dann in den Gesprächsverlauf ein, wenn die vereinbarten Gesprächsregeln nicht eingehalten werden. In diesem Fall ist ein bewusstes Begrenzen durch die Moderation jedoch erforderlich. Dazu zählen beispielsweise Monologe, Exklusivdialoge, ein starkes Abweichen vom Thema, ein zu starkes Fixieren auf bestimmte Aspekte und Negativspiralen, Bewertungen, Abwertungen, Verallgemeinerungen und Behauptungen oder wenn bestimmte Personen nicht zu Wort kommen können. In solchen Fällen ist es hilfreich, an die vereinbarten Gesprächsregeln zu erinnern (z. B. bei sich selbst zu bleiben und von eigenen Erfahrungen zu sprechen), eventuelle Kritik und Bewertungen zu entkräften und durch ein gutes Beispiel in der eigenen Kommunikation voranzugehen. Weitere Hinweise dazu finden Sie in Kapitel 5.4.

Loslösen von eigenen Erwartungen: Es gibt Gesprächsabende, an denen der Gesprächsverlauf nicht „optimal" erscheinen mag. Machen Sie sich und den Teilnehmenden bewusst, dass nicht vorwiegend Sie als Moderator:in verantwortlich für den Erfolg des Trialogs sind. Wie bereits erwähnt, ist der trialogische Austausch so gut wie die Beiträge der einzelnen Beteiligten, die Teilnehmenden sind durch ihre Beiträge mitverantwortlich für den Trialog-Ablauf. Welche Inhalte gerade relevant sind, mit welchen Themen und auf welche Art die Teilnehmenden bereit sind, sich der Gruppe mitzuteilen, entscheiden ohnehin nicht die Moderierenden, sondern die Teilnehmenden selbst – das hat Vorrang. Genauso kann es vorkommen, dass Fragen unbeantwortet bleiben.

Es ist nicht die Aufgabe des Moderationsteams, Fragen aus einer fachlichen Expertise heraus zu beantworten. Sie müssen als Moderierende nicht immer alles im „Griff" haben, entscheidend sind ein aufrichtiges Interesse und Bemühen, den Teilnehmenden die Möglichkeit zu geben, gemeinsam auf die Suche zu gehen.

Evaluationshäppchen:
Die Rückmeldungen der Teilnehmenden waren hinsichtlich des Moderationsstils im Trialog sehr positiv. Die Gesprächsatmosphäre wurde als angenehm und vertrauensvoll beschrieben, der Umgang miteinander als wertschätzend und respektvoll. Gleichzeitig befürworteten die Teilnehmenden eine verstärkte Moderation in speziellen Situationen, etwa um ausufernde Redezeiten zu regulieren, den Fokus auf das Hauptthema sicherzustellen sowie um eine breite Palette an Sichtweisen zu fördern und dabei auch unterrepräsentierte Perspektiven aktiv einzubeziehen (dies kann je nach Gruppe unterschiedlich sein).

„Lachen ist gesund“: (Gemeinsames) Lachen erlaubt, wie im Sprichwort angedeutet, eine heilsame Distanz zur eigenen schwierigen Situation. Humor kann die Situation nicht verändern, aber einen anderen Blickwinkel ermöglichen. Daraus ergeben sich eine neue Perspektive und Handlungsfähigkeit für die Person. Humor ist eine Ressource und eine Bewältigungsstrategie im Umgang mit Belastungen und Herausforderungen, deswegen darf und soll im Trialog auch gelacht werden.

Reflexion nach dem Trialog: Nach dem Trialog ist ein Austausch unter den Moderierenden empfehlenswert, um die eigenen Eindrücke und Gefühle sowie den Ablauf des Abends gemeinsam zu reflektieren. Anregungen dazu könnten sein:

- Welche Aussagen aus dem Trialog sind mir besonders in Erinnerung geblieben?
- Was ist mir/uns heute in der Moderation gut gelungen?
- In welcher Situation war ich heute unsicher in der Moderation, woran könnte das liegen und was könnte ich daraus mitnehmen?
- Worauf will ich/wollen wir das nächste Mal noch achten?

Evaluationshäppchen:
Häufig genannte Herausforderungen der Moderierenden im Projekt „TRES“ betrafen organisatorische Aspekte und Moderationsaufgaben. Während organisatorische Herausforderungen vor allem in großen Gruppen und bei unausgeglichener Gruppenzusammensetzung auftraten, lag der Fokus bei den Moderationsaufgaben darauf, die Redezeit zu begrenzen, auf die Gesprächsregeln hinzuweisen (z. B. mehr von sich selbst sprechen und weniger verallgemeinern), die Gruppendynamik zu steuern – insbesondere um alle Teilnehmenden einzubeziehen – mit emotionalen Inhalten umzugehen und den „roten Faden“ beizubehalten. Auch die Rollenfindung in der Moderation und das Bedürfnis sich mit eigenem Fachwissen und persönlichen Erfahrungen einzubringen, wurden thematisiert.

5.4 Herausfordernde Situationen meistern

Die Moderierenden eines Trialogs sorgen also für Struktur, ein positives Gesprächsklima, die Einhaltung der Gesprächsregeln und achten darauf, dass alle Perspektiven zur Geltung kommen, greifen inhaltlich jedoch möglichst wenig ins Geschehen ein. Im Zentrum des Trialogs bei Essstörungen steht der Erfahrungsaustausch unter den Teilnehmenden. Die Rolle der Organisierenden und Moderierenden beschränkt sich, wie erwähnt, in erster Linie darauf, diesen Austausch zu ermöglichen und zu moderieren. Die Haltung des moderierenden Tandems sollte von Interesse und Zurückhaltung geprägt sein und einen multiperspektivischen Austausch ohne Wertung ermöglichen.

Diese Zurückhaltung fordert den Moderierenden viel Disziplin ab, und mag in manchen Situationen verunsichern und die Frage aufwerfen, wann die Moderierenden auf welche Weise aktiv werden sollen.

In der Schulung „Moderation im Trialog bei Essstörungen" gehen wir auf dieses Thema ein und diskutieren mit Ihnen, als Moderierende, mögliche Vorgehensweisen, die dem trialogischen Charakter entsprechen und für Sie stimmig sind. Dabei bringen wir unsere Erfahrungen aus dem Trialog ein und Sie Ihre Expertise mit der Zielgruppe.

An dieser Stelle haben wir einige herausfordernde Situationen zusammengefasst, denen Sie vielleicht begegnen werden.

Abbildung 11: Trialog bei BEL Leipzig

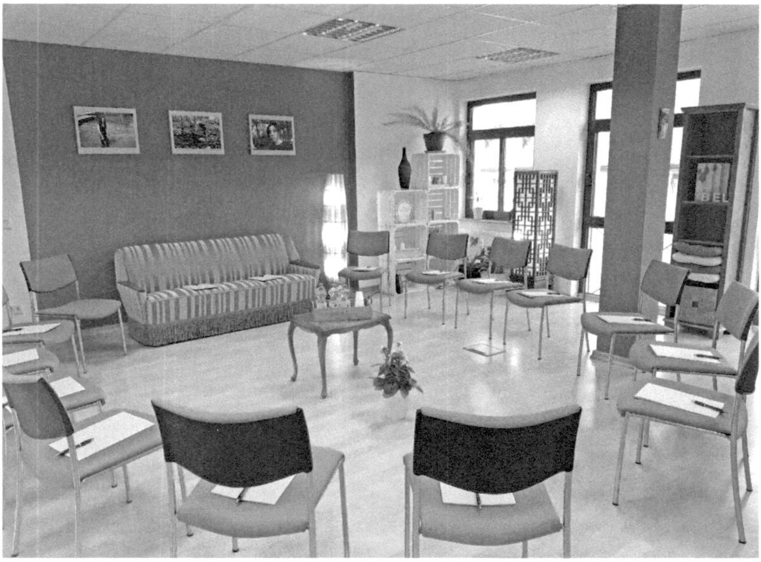

Herausforderung 1: Redezeit wird überzogen oder bestimmte Personen(-gruppen) gehen unter

Auch wenn die Teilnehmenden unter Umständen zum Trialog kommen, um sich aussprechen zu können, ist es doch im Interesse aller wichtig, dass „Monologe" oder „Exklusivdialoge" **von den Moderierenden eingebremst werden**. Begründen Sie dies damit, dass alle zu Wort kommen möchten. Außerdem könnten Sie Teilnehmende, die schon viele Beiträge eingebracht haben, freundlich darauf hinweisen, auch anderen die Möglichkeit zu geben, sich in der zur Verfügung stehenden Zeit des Gesprächsabends zu beteiligen. Manche Menschen merken nicht, dass sie sehr lange sprechen, weil sie aufgeregt sind. In diesem Fall können Sie sie freundlich bitten, langsam ein Ende zu finden und auf die Gesprächsregeln hinweisen. Machen Sie bereits bei ihren Aufgaben als Moderierende darauf aufmerksam.

Manchmal werden die Diskussionen sehr intensiv, deswegen empfiehlt es sich, eine **Redeliste** zu führen, die beispielsweise der/die Co-Moderierende übernehmen kann. Anhand dieser Redeliste, für die sich alle mit Handzeichen melden, können die Moderierenden alle der Reihe nach aufrufen. Das mag „bürokratisch" erscheinen, verhindert aber „Exklusivdialoge", bei denen wenige Personen das Wort führen, und ermöglicht allen die Beteiligung an der Diskussion.

Jede Person kann etwas sagen, niemand muss etwas sagen. Introvertierten Menschen fällt es oft schwer sich spontan einzubringen, sie brauchen Zeit und Ruhe bevor sie etwas sagen. Das kann sie in lebhaften Gesprächen benachteiligen. Fachkräfte nehmen im Trialog gerne die Rolle der Zuhörenden ein und beteiligen sich nur zurückhaltend, v. a. wenn sie unterrepräsentiert sind. Um zu vermeiden, dass zurückhaltende Personen oder die Perspektive einer der drei Gruppen gänzlich untergehen, können Sie diese an passender Stelle **gezielt ins Gespräch einbinden** und nach ihrer Meinung bitten („Die Perspektive von Fachkräften/Partner:innen/ Personen mit Binge-Eating-Erfahrung haben wir bisher noch gar nicht gehört. Diese interessiert uns aber auch sehr. Wer kann oder will dazu etwas sagen?"). Einigen Menschen hilft es, wenn sie freundlich ermutigt werden, sich am Gespräch zu beteiligen.

Herausforderung 2: Abschweifen vom Thema oder einem einzelnen Aspekt wird sehr viel Raum gegeben

Wenn einzelne Teilnehmende oder die Gruppe zu sehr vom Thema abweichen oder einen einzelnen Aspekt sehr fokussiert beschreiben und besprechen (viel über Symptome reden, spezifisch hier z. B. was wird, wann wird, wie viel wird gegessen; Perspektive der Eltern dominiert), sollten die Moderierenden **reflektieren**, **ob und warum sie eingreifen**

(möchten). Verfolgen Sie als Moderierende ein persönliches Ziel für den Gesprächsabend? Wem nutzt es, das Gespräch so laufen zu lassen vs. die Kommunikation zu regulieren? Menschen mit Essstörungen fühlen sich durch ausführliche Erzählungen über Symptomverhalten nicht selten unter Druck gesetzt und beginnen sich zu vergleichen – auch schon auf einer rein körperlichen Ebene, was z. B. die Körperform angeht. Dies kann und muss nicht zwingend verhindert werden, längere Diskussionen über Symptome sind jedoch vor diesem Hintergrund mit Vorsicht zu genießen. Wenn nur die Perspektive der Eltern beleuchtet wird, könnten andere Angehörige wie z. B. Partner:innen mit dem Gefühl aus dem Trialog gehen, weniger vom Austausch zu profitieren. Sie können zum Thema zurückkehren, indem Sie beispielsweise **einen interessanten Beitrag wieder aufgreifen** oder eine der Impulsfragen stellen.

Wenn die Auseinandersetzung gut läuft, ist ein dichter Austausch erwünscht, dennoch ist es wichtig, immer wieder den ressourcenorientierten **Bezug zum Leitthema herzustellen.** Das erfordert eine gute Balance zwischen Strukturierung und Offenheit gegenüber der Diskussion. Sollte das nicht gelingen, können Sie dies **spiegeln und nachfragen**, ob dieser Aspekt gerade sehr wichtig für die Gruppe ist (dann hat er Vorrang), oder ob es noch andere Perspektiven zum Leitthema gibt. Sie können beispielsweise auch laut fragen, ob „wir alle" noch beim Thema sind, oder ob es hilfreicher wäre, einem anderen Aspekt nachzugehen. Diese fragende Formulierung erlaubt es den Teilnehmenden, auf Ihre Äußerung einzugehen oder sie zu ignorieren (dann hat das derzeit Besprochene offenbar Vorrang). Siehe dazu auch: „Von den eigenen Erwartungen lösen" in Kapitel 5.3.2.

Herausforderung 3: Abweichen von eigenen Erfahrungen durch Verallgemeinerung und Deutung

Am besten bitten Sie die Teilnehmenden bereits beim Vorlesen der Gesprächsregeln, immer **möglichst in der „Ich-Form"** zu sprechen. Ich-Botschaften machen deutlich, dass wir über unsere eigenen Gefühle sprechen. Die dennoch häufig verwendete Formulierung „man" wird möglicherweise verwendet, weil wir daran gewöhnt sind oder es so leichter fällt, uns zu offenbaren. Verallgemeinernde Äußerungen wie „man ist dann ratlos" können aber auch leicht den – irreführenden – Eindruck erwecken, dass alle Menschen in einer bestimmten Situation gleich reagieren und Gefühle selbstverständlich teilen. Wer hingegen von seinen eigenen Gefühlen spricht: „Ich wusste mir in dieser Situation keinen Rat mehr", bleibt bei sich und verallgemeinert sein Erleben nicht.

So wichtig diese Anregungen für eine wertschätzende Kommunikation sind, wir müssen nicht immer starr an ihnen festhalten (Berg-Peer, 2016): Wenn eine Person gerade sehr aufgewühlt über eine emotionale Situation berichtet, ist es wenig hilfreich, sie mit Hinweisen wie „Ich-Botschaften, bitte!" zu rügen. Wenn die Gruppe zu sehr von den eigenen Erfahrungen abweicht, weisen Sie sie lieber am Ende eines Beitrags freundlich darauf hin, dass in der Gruppe möglichst von der eigenen Person aus gesprochen wird und Deutungen oder Verallgemeinerungen möglichst vermieden werden sollen.

Herausforderung 4: Diskussion läuft nicht wie gedacht oder gerät ins Stocken

Oft knüpfen sich die Gesprächsfäden wie von selbst, und trotzdem brauchen manche Gruppen/Themen eine Aufwärmphase, bis das Gespräch (an-)läuft. Sie können dies durch diskussionsfördernde **W-Fragen** unterstützen: nach Gemeinsamkeiten und Unterschieden oder um etwas zu vertiefen oder zu konkretisieren (siehe dazu auch hilfreiche Fragen und Impulsfragen in der „*Checkliste Moderation*").

Wie bereits erwähnt, sind Sie als Moderierende nicht vorrangig verantwortlich für das Gelingen des Gesprächsabends. Die Moderierenden können nur auf das reagieren, was von den Teilnehmenden kommt, und versuchen – bei Bedarf – mit Fragen dazu beizutragen, dass der Austausch untereinander im Fluss bleibt. Eine **achtsame Beobachtung** kann ebenfalls aktivierend wirken („Ich erlebe euch sprachlos, was macht euch stumm?").

Eine ermutigende und integrierende Haltung ist förderlich, zu viel zu intervenieren oder zu forcieren hingegen eher hinderlich für diese offene Art des Austausches. Dies ist nur möglich, wenn die Moderierenden **ihre Erwartungen als professionelle Fachkraft und als Person reflektieren**. Was als „gelungener Gesprächsabend" interpretiert wird, ist ohnehin individuell unterschiedlich. Manchmal täuscht der eigene Eindruck, insbesondere wenn die Moderierenden eine bestimmte Erwartungshaltung an den Gesprächsabend haben (eigene Interessen und Perspektiven, therapeutische, helfende oder lehrende Ambitionen). Das merkten wir selbst in unserer bisherigen Tätigkeit als Moderatorinnen mitunter daran, dass das Blitzlicht am Ende des Gesprächsabends viel positiver ausfiel, als wir es selbst erwartet hätten. An dieser Stelle erinnern wir an folgende Punkte: „Zehn-Sekunden-Regel", „von eigenen Erwartungen lösen" und die „ermutigende" Haltung.

Herausforderung 5: Bedürfnis sich als Moderierende inhaltlich einzubringen

Kommunizieren Sie vor Ihrem Beitrag, dass Sie nun aus der Rolle der moderierenden Person in die Rolle der Fachkraft, der betroffenen oder angehörigen Person wechseln, um auf Ihre eigene berufliche oder persönliche Erfahrung zurückzugreifen. Das kann förderlich für die Gruppe sein, etwa indem Sie mit gutem Beispiel vorangehen und auch über eigene Erlebnisse z. B. als Sozialarbeiter:in in der Wohngruppe berichten oder an passender Stelle hilfreiche Informationen einfließen lassen. Mit diesem Vorgehen haben wir gute Erfahrungen gemacht, jedoch sollte es **sparsam** eingesetzt werden, sonst laufen Sie Gefahr, Ihre neutrale Position zu verlieren.

Herausforderung 6: Teilnehmende erwarten (fachlichen) Input von den Moderierenden, Fragen bleiben unbeantwortet

Anfangs können die Teilnehmenden noch stärker auf die Moderierenden fixiert sein und (fachlichen) Input erwarten. Ein **Basiswissen zum Thema Essstörungen** sollte bei einem der Moderierenden vorhanden sein, damit das Moderationsteam zumindest darauf hinweisen kann, dass es unterschiedliche Auffassungen gibt, wenn bestimmte Ansichten oder Annahmen, die nicht belegt sind, vehement vertreten werden. Machen Sie jedoch von Beginn an deutlich, dass dies nicht die Aufgabe der Moderation ist. Geben Sie Fragen zurück in die Gruppe und betonen Sie, dass das Fachwissen der Moderierenden (und auch der anwesenden Fachkräfte) nicht höherwertig ist als das Erfahrungswissen der Betroffenen und Angehörigen.

Manchmal **bleiben Fragen auch gänzlich unbeantwortet**, denn weder Sie noch die Gruppe können auf alles eine Antwort haben und müssen dies auch nicht – es handelt sich nicht um Psychoedukation.

Herausforderung 7: „Klagegruppe" und verallgemeinernde Behauptungen

Es kann vorkommen, dass der trialogische Austausch zeitweise in eine „Klagegruppe" abgleitet. In diesem Fall können sie signalisieren, dass es in Ordnung ist, wenn die **Teilnehmenden über ihre Belastungen sprechen** oder sich über das Gesundheitssystem beschweren. Gerade bei Medikamenten, Therapien oder auch Ursachen von psychischen Erkrankungen können Behauptungen zu Unsicherheit, Ängsten, Verärgerung oder einem Gefühl von Hilflosigkeit führen. Daher ist es wichtig, dass die Teilnehmenden ihre Überzeugungen nicht als allgemeingültige Wahrheiten wiedergeben, sondern sie als **Ich-Botschaften** formulieren: z. B.

„Ich habe die Erfahrung gemacht, dass …". Auf diese Weise können sie ihre persönliche Einstellung oder Erfahrungen den Auffassungen anderer Mitglieder gegenüberstellen.

Es ist wichtig, dass jede:r die Möglichkeit hat, ihre:seine Meinung zu äußern, ohne dass andere das Gefühl haben, dass ihre Sichtweise nicht respektiert wird. Gleichzeitig sollten wir Verständnis dafür haben, dass jemand hauptsächlich negative Erfahrungen mit (professionell) Helfenden oder bestimmten Therapien gemacht hat. Kritik ist berechtigt, aber es gibt auch positive Erfahrungen, die ebenfalls genannt werden sollten. Eine **ressourcenorientierte Kommunikation** kann den Teilnehmenden helfen, nicht nur ähnliche Erfahrungen und Herausforderungen zu teilen, sondern auch Wege kennenzulernen, mit den Schwierigkeiten umzugehen. Sprechen Sie das als Moderierende an: „Wir haben nun gehört, dass … Welche Strategien habt ihr in solchen Situationen als hilfreich empfunden?" Beispiele von Ihnen als moderierende Person sind natürlich auch erlaubt (siehe Beispiel 5).

Herausforderung 8: Kritik, Wertungen oder Konflikte

Manche Menschen äußern ihre abweichende Meinung, indem sie spontan mit einem verneinenden Kommentar auf eine Aussage reagieren. Sätze wie „Nein, das stimmt nicht" oder „Das darf man doch nicht" senden die Botschaft, dass die eigene Meinung die richtige ist, was zu Missverständnissen und Konflikten führen können. Angesichts der großen Belastung, die viele Angehörige und Betroffene erleben, bleibt es nicht immer aus, dass sie auch einmal impulsiv oder empfindlich reagieren. Achten Sie in solchen Situationen darauf, dass die Gruppenatmosphäre möglichst positiv bleibt.

Erinnern Sie die Teilnehmenden freundlich an die **Gesprächsregeln** und dass unterschiedliche Meinungen in einer Weise vorgebracht werden sollen, die niemanden kränken. Statt also zu sagen, dass etwas (vermeintlich) falsch ist, können Teilnehmende sagen: „Zu dem Thema habe ich andere Erfahrungen gemacht." oder „Ich persönlich würde das anders interpretieren".

Bei (Be-)Wertungen, können Sie darauf hinweisen, dass es sich um die persönliche Sichtweise handelt, nicht um allgemeingültige Wahrheiten, und sich **erkundigen, ob es weitere Ansichten gibt**. Nicht nur, dass die Gefühle von Person zu Person unterschiedlich sind, auch das, was wir als nützlich empfinden, muss anderen Menschen nicht helfen.

Die Bereitschaft sich mit Konflikten auseinander zu setzen, wird auch davon abhängen, wie konfliktbereit sich die Moderierenden zeigen. Grundsätzlich sind die Teilnehmenden zu ermutigen, auch unangenehme Gefühle anzusprechen oder ihren Unmut auszudrücken („Bringt doch sowieso nichts“), jedoch sollte dies auf konstruktive Weise geschehen. Sie könnten die Teilnehmenden ermutigen, ihre Sichtweise zu erklären und die Gruppe miteinbeziehen („Wie geht es den anderen, wenn ihr das hört?“, „Wie geht ihr damit um?“). Bevor Sie als Moderierende spontan das Gesagte kommentieren (und ggf. zu regulieren versuchen), **bitten Sie die Gruppe um ihre Meinung**. Damit bewahren Sie ihre wertfreie Haltung und fördern den selbstverantwortlichen Austausch.

Einige Menschen haben sehr ausgeprägte Überzeugungen und Meinungen, die sie gerne anderen mitteilen möchten. Diesen Menschen fehlt mitunter das Verständnis dafür, dass andere Menschen nicht gerne belehrt werden und es auch andere Sichtweisen als die eigene gibt, die respektiert werden müssen. Um eine solche Situation nicht zu einer Belastung für die Gruppe werden zu lassen, können Sie **darauf hinweisen, dass es zu manchen Themen unterschiedliche Meinungen gibt** und jede:r das Recht hat, eine bestimmte Ansicht zu vertreten. Es geht niemals darum, dass alle eine bestimmte Meinung akzeptieren müssen. Manche Standpunkte dürfen einfach nebeneinander stehen bleiben.

Bei Grenzüberschreitungen und Kränkungen sollten die Moderierenden allerdings **schützend eingreifen**, notfalls kurz das Gespräch stoppen und einen Impuls einbringen.

Herausforderung 9: Minderjährige Personen möchten teilnehmen

Die Frage, ob Jugendliche am Trialog teilnehmen sollten, ist vielschichtig. Einerseits sprechen einige Argumente gegen die Teilnahme von Jugendlichen, wie die Gefahr negativer Peer-Effekte (z. B. Nachahmung, starke Identifikation mit der Erkrankung), mögliche Überforderung durch das Leid anderer Personen mit eigener Essstörungserfahrung und Angehöriger oder Entmutigung aufgrund einer langfristigen Symptomatik bei älteren Teilnehmenden. Andererseits könnte die Öffnung des Trialogs für Jugendliche, z. B. ab 16 Jahren, auch die Möglichkeit bieten, unterschiedliche Erfahrungen, Perspektiven und Bewältigungsstrategien (die ohnehin schon in Social-Media oder spätestens bei stationärer Behandlung präsent sind) konstruktiv zu diskutieren und die Selbstwirksamkeit zu stärken, da die eigene Erfahrung gehört wird und als hilfreich für andere erlebt wird. Ein gut moderierter Austausch könnte also viele Chancen bieten, birgt jedoch auch Risiken, die sorgfältig abgewogen werden sollten. Letztlich hängt die Entscheidung von der individuellen Reife der Jugendlichen und der Gestaltung des Trialogs ab.

„TRES“ wurde für volljährige Personen konzipiert. Wenn Sie sich für diesen Weg entscheiden, gehen wir nicht davon aus, dass minderjährige Personen am Trialog teilnehmen. Allerdings können die Moderierenden die Personalien nicht kontrollieren oder das Alter der Teilnehmenden mit bloßen Auge einschätzen. Wir empfehlen daher, bei der Vorstellungsrunde noch einmal darüber zu informieren. Sollten Jugendliche mit einem Elternteil kommen, raten wir von Ausnahmen ab. Weisen Sie stattdessen **freundlich darauf hin, dass es sich hierbei um kein altersgerechtes Format handelt**. Eventuell können Sie alternative Gruppenangebote machen.

Wenn Sie den Trialog für Jugendliche öffnen möchten, empfehlen wir folgende **Optionen** zu prüfen:

- Ein Vorgespräch, um die individuelle Reife der Jugendlichen einzuschätzen und die Jugendlichen ausführlich über das Konzept des Trialogs zu informieren,
- Mitnahme einer Bezugsperson der Wahl zur Unterstützung,
- Möglichkeiten der Nachbetreuung (z. B. reservierte Beratungstermine) oder Teilnahme im Rahmen einer ambulanten oder stationären Behandlung, die bei Bedarf eine Thematisierung des Trialogs erlaubt,
- ein inhaltlich stärker moderiertes Format für Jugendliche.

Herausforderung 10: Umgang mit sensiblen Themen

Sensible Themen können Suizid, traumatisierende Ereignisse, Essstörungssymptome oder das Körpergewicht betreffen, die eine triggernde Wirkung haben können, wenn sie genau benannt und beschrieben werden. Das erfordert Fingerspitzengefühl von der Moderation. Wenn Sie das Gefühl haben, dass es zu emotional werden und einzelne Personen oder Sie als Moderierende in diesem Rahmen überfordern könnte, wechseln Sie behutsam das Thema. („Das ist ein wichtiges und zugleich sensibles Thema, das bei anderen Menschen starke Gefühle auslösen und zu Unwohlsein führen kann. Das offene Format des Trialogs ist weniger gut dafür geeignet, ausführlich über solch ein Thema zu sprechen, weil es den Rahmen oder die Funktion der Moderation/Gruppe übersteigen würde.") Machen Sie gleichzeitig deutlich, dass es sich um ein wichtiges Thema handelt, **empfehlen Sie ein passenderes Setting** und ermutigen Sie die Person sich bei Bedarf an eine professionelle Beratungsstelle zu wenden.

Herausforderung 11: Unwohlsein ist zu erkennen, es kommt zu krisenhaften Zuspitzungen

Es ist wichtig, vorab im Trialog-Team zu klären, wie auf schwierige Situationen reagiert werden soll. Ein gut kommunizierter und vorbereiteter Umgang mit herausfordernden Situationen schafft Sicherheit für alle Teilnehmenden und unterstützt einen konstruktiven Trialog. Es empfiehlt sich daher einen „Notfallplan“ aufzustellen und diesen idealerweise transparent zu kommunizieren, beispielsweise nach den Gesprächsregeln. Ein solcher Plan könnte folgende Maßnahmen umfassen:

- **Nutzung von Skills:** Der Begriff **„Skill“** im Kontext von Selbstregulation und emotionaler Stabilisierung stammt ursprünglich aus der **Dialektisch-Behavioralen Therapie (DBT),** die von der Psychologin **Marsha M. Linehan** für Menschen mit **Borderline-Persönlichkeitsstörung** entwickelt wurde. Die DBT-E wird heute auch bei Essstörungen angewandt und wurde durch essstörungsspezifische Module erweitert (Sipos & Schweiger, 2022). Skills sind Fertigkeiten, die helfen, mit intensiven Emotionen und Stress besser umzugehen, ohne destruktive Verhaltensweisen einzusetzen, und können sowohl Aktivitäten (z. B. Atemübungen) als auch unterstützende Tools (z. B. Igelball, Duftöle) beinhalten. Weisen Sie darauf hin, dass Teilnehmende erlernte Skills zur Selbstregulation und Beruhigungstechniken anwenden können, um sich emotional zu stabilisieren. Ermutigen Sie Teilnehmende, im Vorfeld für ihre Selbstfürsorge zu sorgen (z. B. Vertrauensperson oder Skill-Tools mitbringen, sich abholen lassen, Trigger-Themen ansprechen).
- **Pause ermöglichen mit Rückkehr in den Raum:** Die Teilnehmenden können jederzeit eine individuelle Pause machen. Kommunizieren Sie, dass dies völlig in Ordnung ist. Bitten Sie aber Teilnehmende, die den Raum verlassen, zurückzukehren, um mitzuteilen, ob sie den Trialog weiter fortsetzen möchten oder nicht. („Es ist in Ordnung, kurz rauszugehen, bitte komme aber wieder zurück, damit wir uns sicher sein können, dass es dir gut geht.“). Bei einem Trialog im Online-Format ist dies nicht in der Form möglich, Handlungsoptionen im Falle eines „plötzlichen Ausscheidens“ von Online-Teilnehmenden aus dem Trialog sollten vorab im Moderationsteam besprochen werden (siehe Kapitel 4.4.)
- **Begleitung anbieten:** Wenn jemand während des Trialogs den Raum verlassen will und Spannung bzw. Unwohlsein erkennbar ist, bieten Sie die Begleitung durch eine Person (Teilnehmer:in oder falls erforderlich Moderator:in) an, um nicht alleine zu sein. Sprechen Sie sich als Moderierende ab, wer diesen Part im Notfall übernimmt.
- **Nachgespräch:** Vertiefende Einzelgespräche zum Leitthema des Abends nach dem Trialog oder gar eine psychologische Beratung sind nicht vorgesehen. Wenn Sie aber das Gefühl haben, dass jemand nach dem Trialog „nicht gut nach Hause gehen“ kann, erkundigen Sie sich selbstverständlich nach dem Wohlbefinden und bieten Sie

ein kurzes Gespräch an. Manchmal hilft es bereits, Verständnis für aufwühlende Gefühle nach einem intensiven Austausch zu zeigen. Sie können zudem über weiterführende Hilfen informieren.

- **Krisenmanagement:** Vergewissern Sie sich in krisenhaften Situationen, dass die Person nicht alleine nach Hause geht oder verständigen Sie im Notfall den Krisendienst.

Herausforderung 12: Moderierende sind gleichzeitig Behandelnde/Beratende

Wir empfehlen nicht, ausschließlich in der eigenen Einrichtung Werbung für den Trialog zu machen, trotzdem kann es sein, dass sich Moderierende und Teilnehmende im Trialog kennen. Dies muss aber kein Hindernis sein, solange es sich um einzelne Personen handelt (und nicht z. B. die gesamte „Angehörigengruppe", die Sie ansonsten leiten) und wenn beide Seiten sich damit wohlfühlen. Sie als moderierende Person sollten in der Lage sein, sich von ihrer Rolle als Berater:in, Behandler:in gegenüber Teilnehmenden zu distanzieren. Betroffene und Angehörige sollten sich wiederum nicht gehemmt fühlen in ihren Äußerungen.

Sprechen Sie diese Situation am besten ganz offen mit den betreffenden Personen an. Diskutieren Sie im Moderationsteam, wie sie grundsätzlich mit dieser Situation umgehen wollen, und was das für Sie als Moderierende und die Einrichtung bedeutet. Die Teilnehmenden entscheiden freiwillig, ob sie den Trialog (weiterhin) unter den gegebenen Rahmenbedingungen besuchen möchten. Genauso verhält es sich, wenn Familienmitglieder oder Partner:innen gemeinsam zum Trialog kommen.

Herausforderung 13: Umgang mit Bewirtung

Optional können Getränke angeboten werden. Dies schafft eine einladende Atmosphäre und bietet die Gelegenheit für Gespräche. Von anderer Bewirtung, wie Obst oder Kekse, würden wir eher absehen, da sie essstörungsbezogene Gedanken und Symptome auslösen können.

5.5 Zusammenfassung

Wir empfehlen, dass zwei Personen den Trialog moderieren, die berufliche oder persönliche (gut reflektierte) Erfahrungen mit Essstörungen mitbringen.

Die Haltung der Moderierenden ist von Offenheit, Multiperspektivität und Ressourcenorientierung geprägt und erkennt die gleichwertige Expertise aller Teilnehmenden an, um einen Austausch auf Augenhöhe zu fördern. Das Moderationsteam gibt Rahmen und Struktur und fördert einen trialogischen Austausch – einerseits durch Zurückhaltung, andererseits aber auch durch Ermutigung und bisweilen Begrenzung von Teilnehmenden.

Im Trialog kann es, wie auch in anderen Gesprächssituationen in Gruppen, zu herausfordernden Situationen kommen. Ideen für den Umgang damit sind in diesem Kapitel beschrieben.

Reflexionsfragen zur Anwendung in der eigenen Einrichtung

- Wie stehe ich zur beschriebenen Haltung der Moderation?
- Wie lassen sich die Moderationsempfehlungen in unserer Einrichtung realisieren?
- Wie wollen wir mit bestimmten Themen umgehen (z. B. minderjährige Teilnehmende, „Du“ oder „Sie“, „Notfallplan“)?
- Wer übernimmt welche Aufgaben in unserem Organisations- und Moderationsteam?
- Welche eigenen Ideen haben wir bzgl. des Umgangs mit herausfordernden Situationen?
- Wenn wir einen Trialog im Online- oder hybriden Format planen: Was können wir noch beachten?

Literatur

APA, American Psychiatric Association (2015). Diagnostisches und Statistisches Manual Psychischer Störungen DSM-5. Deutsche Ausgabe herausgegeben von Peter Falkai und Hans-Ulrich Wittchen. Göttingen: Hogrefe.

Amering, M., Hofer, H. & Rath, I. (2002). The 'first Vienna Trialogue'-experiences with a new form of communication between users, relatives and mental health professionals. In Lefley, H. P., Johnson, D. J. (Hrsg.) *Family Interventions in Mental Illness: International Perspectives* (S. 105–124). Westport, CT and London: Praeger.

Areemit, R. S., Katzman, D. K., Pinhas, L., & Kaufman, M. E. (2010). The experience of siblings of adolescents with eating disorders. *The Journal of Adolescent Health, 46*(6), 569–576. https://www.doi.org/10.1016/j.jadohealth.2009.12.011

Armbrust, M., & Link, A. (2015). Borderline im Trialog: Miteinander reden – voneinander lernen. Paderborn: Junfermann Verlag.

Auger, N., Potter, B. J., Ukah, U. V., Low, N., Israël, M., Steiger, H., & Steiger, H. (2021). Anorexia nervosa and the long-term risk of mortality in women. *World Psychiatry, 20*(3), 448–449. https://www.doi.org/10.1002/wps.20904

Austin, A., Flynn, M., Richards, K., Hodsoll, J., Duarte, T. A., Robinson, P., Kelly, J. & Schmidt, U. (2021). Duration of untreated eating disorder and relationship to outcomes: A systematic review of the literature. *European Eating Disorders Review, 29*(3), 329–345. https://www.doi.org/10.1002/erv.2745

Baeck, S. (2004). Essstörungen. Arbeit mit Selbsthilfegruppen. Ein Praxishandbuch für Gruppenmoderatorinnen. Köln: Bundeszentrale für gesundheitliche Aufklärung.

Bäuml, J., Berger, H., Hansen-Heberle, H., Hofmann, J., Kind, R., Mösch, E. & Pitschel-Walz, G. (2008). Das Münchner Psychose-Seminar. In Binder, W. & Bender, W. (Hrsg.), *Angehörigenarbeit und Trialog* (S. 29–75). Köln: Claus Richter Verlag.

Barakat, S., McLean, S. A., Bryant, E., Le, A., Marks, P., Touyz, S., & Maguire, S. (2023). Risk factors for eating disorders: findings from a rapid review. *Journal of Eating Disorders, 11*(1), 8. https://www.doi.org/10.1186/s40337-022-00717-4

Barthels, F. (2024). Neue Entwicklungen in der Orthorexie-Forschung. Nutzung sozialer Medien, Healthy Orthorexia und Erfahrungsberichte von Betroffenen. *ErnährungsUmschau. Sonderheft 10: Ernährungspsychologie*, 79–82.

Baumer, V. & Wunderer, E. (2009). Ernährungstherapie bei Essstörungen. *ErnährungsUmschau, 56*(7), 25–28.

Becher, A. (2004). Professionelle Helfer im Psychose-Seminar: Wanderer zwischen den Welten: Eine qualitativ-empirische Untersuchung. Berlin: Dissertation.de.

Becher, A. & Zaumseil, M. (2007). Professionelle im Psychose-Seminar – Erste Forschungsergebnisse. In J. Bombosch (Hrsg.), *Trialog praktisch* (S. 62–72). Neumünster: Paranus-Verlag.

Berg-Peer, J. (2016). Moderation von Selbsthilfegruppen: Ein Leitfaden. Köln: Psychiatrie Verlag.

BfArM, Bundesinstitut für Arzneimittel und Medizinprodukte (2025). ICD-11 in Deutsch – Entwurfsfassung. https://www.bfarm.de/DE/Kodiersysteme/Klassifikationen/ICD/ICD-11/uebersetzung/_node.html (Zugriff am 15.01.2025)

Binder, W. (2008). Der Trialog in Theorie und Praxis. In Binder, W. & Bender W. (Hrsg.), *Angehörigenarbeit und TRIALOG. Auf dem Weg zu einer trialogischen Psychiatrie* (S. 21–27). Köln: Claus Richter Verlag.

Bock, T. (2007). Wo wir stehen – die Landschaft der Psychoseseminare heute. In Bombosch, J. (Hrsg.), *Trialog praktisch* (S. 29–39). Neumünster: Paranus-Verlag.

Bock, T. (2012). Partizipation in Klinischer und Sozial-Psychiatrie – Impulse aus dem Trialog. In Rosenbrock, R. & Hartung, S. (Hrsg.), *Handbuch Partizipation und Gesundheit* (S. 365–380). Bern: Verlag Hans Huber.

Bock, T., Brysinski, T., Klapheck, K., Bening, U., Lenz, A. & Naber, D. (2010). Zum subjektiven Sinn von Psychosen. Erstellung, Validierung und erste Anwendung eines Fragebogens. Das Hamburger SuSi-Projekt. *Psychiatrische Praxis, 37*(6), 285–291. https://www.doi.org/10.1055/s-0030-1248424

Bock, T., Buck, D. & Meyer, H.-J. (2009). Entwicklungslinien des Trialogs. *Sozialpsychiatrische Informationen, 3*(39), 4–6.

Bombosch, J. (2009). Qualitätsentwicklung in der Sozialpsychiatrie – selbstverständlich nur im Trialog. *Sozialpsychiatrische Informationen, 39*(3), 19–22.

Bombosch, J., Fricke, R., Heim, S., Peukert, R. & Suhre, R. (2007a). Kooperation konkret: „Selbstbestimmt leben – Werkstatt Trialogische Psychiatrie". In Bombosch, J. (Hrsg.), *Trialog praktisch: Psychiatrie-Erfahrene, Angehörige und Professionelle gemeinsam auf dem Weg zur demokratischen Psychiatrie* (2. Aufl., S. 114–118). Neumünster: Paranus-Verlag.

Bombosch, J., Hansen, H. & Blume, J. (2007b). Diese Reise zur Trialogischen Psychiatrie. In Bombosch, J. (Hrsg.), *Trialog praktisch: Psychiatrie-Erfahrene, Angehörige und Professionelle gemeinsam auf dem Weg zur demokratischen Psychiatrie* (2. Aufl., S. 11–17). Neumünster: Paranus-Verlag.

Bourne, L., Bryant-Waugh, R., Cook, J. & Mandy, W. (2020). Avoidant/restrictive food intake disorder: A systematic scoping review of the current literature. *Psychiatry Research, 288.* https://www.doi.org/10.1016/j.psychres.2020.112961

Bundestagsdrucksache 7/4200 (1975). Bericht über die Lage der Psychiatrie in der Bundesrepublik Deutschland: Zur psychiatrischen und psychotherapeutischen/psychosomatischen Versorgung der Bevölkerung. Drucksache 7/4200. Bonn. https://dserver.bundestag.de/btd/07/042/0704200.pdf (Zugriff am 15.01.2025)

Burr, C., Huber, F., Zwicknagl, A., Feldmann, C. & Winter, A. (2021). Trialog statt Monolog -aktuelle Literatur, die Situation in der Schweiz und Erfahrungen aus drei Perspektiven. *Swiss Archives of Neurology Psychiatry and Psychotherapy, 172:w03155.* https://www.sozialpsychiatrie.ch/files/YA4DBH3/burr_et_al_2021_trialog_statt_monolog_sanp_1.pdf

Cena, H., Barthels, F., Cuzzolaro, M., Bratman, S., Brytek-Matera, A., Dunn, T., Varga, M., Missbach, B. & Donini, L. M. (2019). Definition and diagnostic criteria for orthorexia nervosa: a narrative review of the literature. *Eating and Weight Disorders, 24*(2), 209–246. https://www.doi.org/10.1007/s40519-018-0606-y

Cohrdes, C., Göbel, K., Schlack, R., & Hölling, H. (2019). Essstörungssymptome bei Kindern und Jugendlichen: Häufigkeiten und Risikofaktoren. Ergebnisse aus KiGGS Welle 2 und Trends. *Bundesgesundheitsblatt, Gesundheitsforschung, Gesundheitsschutz, 62*(10), 1195–1204. https://www.doi.org/10.1007/s00103-019-03005-w

Couturier, J. & Norris, M. (2023). The Shadow Pandemic: Eating Disorders, Youth, and COVID-19. *Journal of Adolescent Health, 72*(3), 321–322. https://www.doi.org/10.1016/j.jadohealth.2022.12.008

Cruwys, T., Platow, M. J., Rieger, E., Byrne, D. G. & Haslam, S. A. (2016). The social psychology of disordered eating: The Situated Identity Enactment model. *European Review of Social Psychology, 27*(1), 160–195. https://www.doi.org/10.1080/10463283.2016.1229891

Daugelat, M.-C., Pruccoli, J., Schag, K. & Giel, K. E. (2023). Barriers and facilitators affecting treatment uptake behaviours for patients with eating disorders: A systematic review synthesising patient, caregiver and clinician perspectives. *European Eating Disorders Review, 31*(6), 752–768. https://www.doi.org/10.1002/erv.2999

Deutscher Ethikrat (2022). Pandemie und psychische Gesundheit. Aufmerksamkeit, Beistand und Unterstützung für Kinder, Jugendliche und junge Erwachsene in und nach gesellschaftlichen Krisen. *Ad-hoc-Empfehlung vom 28. November 2022. Berlin.* https://www.ethikrat.org/fileadmin/Publikationen/Ad-hoc-Empfehlungen/deutsch/ad-hoc-empfehlung-pandemie-und-psychische-gesundheit.pdf (Zugriff am 15.01.2025)

DGSP, Deutsche Gesellschaft für Soziale Psychiatrie (2025). Internetseite der Deutschen Gesellschaft für Soziale Psychiatrie. https://www.dgsp-ev.de/ (Zugriff am 15. Januar 2025)

Dörner, K., Plog, U., Bock, T., Brieger, P., Heinz, A. & Wendt, F. (Hrsg.) (2019). Irren ist menschlich: Lehrbuch der Psychiatrie und Psychotherapie (25. unveränd. Aufl.). Psychiatrie Verlag.

Dunne, S., MacGabhann, L., McGowan, P. & Amering, M. (2018). Embracing Uncertainty to Enable Transformation: The Process of Engaging in Trialogue for Mental Health Communities in Ireland. *International Journal of Integrated Care, 18(2),* 1–11. https://www.doi.org/10.5334/ijic.3085

Eiroa-Orosa, F., Incera-Rosas, M. (2024). A Qualitative Analysis of Trialogues Between People with Lived Experience, Their Relatives, and Mental Health Professionals. *Community Mental Health Journal.* https://www.doi.org/10.1007/s10597-024-01436-7 (Correction), https://www.doi.org/10.1007/s10597-024-01402-3 (Original)

EX-IN Deutschland e.V. (2025). EX-IN Experten durch Erfahrung in der Psychiatrie. https://ex-in.de/ (Zugriff am 15.01.2025)

Fiechtl, Cornelia (2024). Emotionales Essen aus ganzheitlicher Sicht, *ErnährungsUmschau, Sonderheft 10: Ernährungspsychologie*, S. 16–19.

Foran, A.-M., O'Donnell, A. T. & Muldoon, O. T. (2020). Stigma of eating disorders and recovery-related outcomes: A systematic review. *European Eating Disorders Review, 28*(4), 385–397. https://www.doi.org/10.1002/erv.2735

Förderkreis Borderline-Trialog e.V. (2025). Borderline-Trialog Kontakt- und Informationsstelle Nürnberg. https://www.borderlinetrialog.de/ (Zugriff am 15.01.2025)

Fricke, R. (2007). Was erwarten Psychiatrie-Erfahrene vom Trialog? In Bombosch, J. (Hrsg.), *Trialog praktisch* (S. 78–79). Neumünster: Paranus-Verlag.

Gebrande, J., Lübeck, D., Rašković, Schlingmann, T. & Vorndran, P. (2024). Die Bedeutung von Erfahrungswissen. In Sektion Klinische Sozialarbeit, Gahleitner, S. B., Gebrande, J., Giertz, K., Kröger, C., Röh, D. & Wunderer, E., *Handbuch Klinische Sozialarbeit* (S. 297–308). Weinheim, Basel: Beltz Juventa.

Grilo, C. M. & Udo, T. (2021). Examining the significance of age of onset in persons with lifetime anorexia nervosa: Comparing child, adolescent, and emerging adult onsets in nationally representative U.S. study. *International Journal of Eating Disorders, 54*(9), 1632–1640. https://www.doi.org/10.1002/eat.23580

Haas, V. & Boschmann, M. (2015). Welche Bedeutung haben die Ernährungswissenschaften für die Behandlung der Anorexia nervosa? *Psychotherapie, Psychosomatik, medizinische Psychologie, 65*(1), 33–35. https://www.doi.org/10.1055/s-0034-1394404

Haas, V., Wechsung, K., Kaiser, V., Schmidt, J., Raile, K., Busjahn, A. et al. (2023). Comparing family-based treatment with inpatient treatment in youth with anorexia nervosa eligible for hospitalization: A 12-month feasibility study. *International Journal of Eating Disorders.* https://www.doi.org/10.1002/eat.24098

Hasenöhrl, C. R. A., Pleynert, I., Wiegrebe, L., & Wunderer, E. (2022). Stigmatisierung durch Sprache bei Essstörungs-Erfahrenen. „So Bulimie, ok kotzen, Anorexie, nix essen. Binge-Eating sind die Fettschweine". *Soziale Arbeit, Oktober 2022,* 369–375.

Haslam, C., Jetten, J., Cruwys, T., Dingle, G. A., & Haslam, S. A. (2018). The new psychology of health. Unlocking the social cure. New York: Routledge.

Herpertz, S., Fichter, M., Herpertz-Dahlmann, B., Hilbert, A., Tuschen-Caffier, B. Vocks., S., Zeeck, A. & Heider, K. (Hrsg.) (2019). S3-Leitlinie Diagnostik und Behandlung der Essstörungen. Berlin Heidelberg: Springer. https://www.doi.org/10.1007/978-3-662-59606-7

Herpertz-Dahlmann, B., Borzikowsky, C., Altdorf, S., Heider, K., Dempfle, A. & Dahmen, B. (2021). 'Therapists in action'-Home treatment in adolescent anorexia nervosa: A stepped care approach to shorten inpatient treatment. *European Eating Disorders Review, 29*(3), 427–442. https://www.doi.org/10.1002/erv.2755

Hofer, A., Borse, S., Hasenöhrl, C., Harrach, K., Schnebel, A., & Wunderer, E. (2023). Qualitätsleitlinien für professionelle Online-Beratung bei Essstörungen. *Hochschule Landshut, Bundesfachverband Essstörungen e.V. (BFE).* https://www.doi.org/10.57688/388

Ikehata, H., Samaras, A., Wilfert, A., Gervink, A., Wörmann, D., Reinhardt, U., Mahler, L., & von Peter, S. (2014). Recovery-Orientierung in der Psychoedukation – zwei Versuche einer Umsetzung. *Psychiatrische Praxis, 42*(6), 320–327. https://www.doi.org/10.1055/s-0034-1369899

Jahnke, B. (2014). EX-IN Kulturlandschaften: Zwölf Gespräche zur Frage: Wie gelingt Inklusion? Psychiatrie Verlag.

Kaselionyte, J., Dirik, A., Tulloch, S., Priebe, S. & Giacco, D. (2016). Psychosis seminars: an open forum for service users, carers and professionals. *BJPsych Open, (2)5,* 330–334. https://www.doi.org/10.1192/bjpo.bp.116.003269

Keski-Rahkonen, A. (2023). Eating disorders in transgender and gender diverse people: characteristics, assessment, and management. *Current Opinion in Psychiatry, 36*(6), 412–418. https://www.doi.org/10.1097/YCO.0000000000000902

Klebert, K., Schrader, E., & Straub, W. G. (2009). Moderationsmethode: das Standardwerk. Hamburg: Windmühle-Verlag.

Kocsis-Bogar, K., Ossege, M., Aigner, M., Wancata, J. & Friedrich, F. (2023). Involvement, depressive symptoms, and their associations with problems and unmet needs in caregivers of adult eating disorder patients. *Eating and Weight Disorders – Studies on Anorexia, Bulimia and Obesity*, 28, 45, https://www.doi.org/10.1007/s40519-023-01572-1

Kohring, C., Akmatov, M. K., Holstiege, J., Heuer, J., Dammertz, L. & Bätzing, J. (2023). Inzidenztrends psychischer sowie Entwicklungs- und Verhaltensstörungen bei Kindern und Jugendlichen in der ambulanten Versorgung – Entwicklungen zwischen 2014 und 2021. (Versorgungsatlas-Bericht 23/05). *Zentralinstitut für die kassenärztliche Versorgung in Deutschland (Zi).* https://www.doi.org/10.20364/VA-23.05

Leonardo da Vinci Pilot Projects (2007). Ausbildungsprogramm für Psychiatrie-Erfahrene zur Qualifizierung als Ausbilder und als Genesungsbegleiter. http://www.ex-in-owl.de/download/0.ex-in_curr__deutsch_.pdf (Zugriff am 15.01.2025)

Link, A. (2025). „Ob das gut geht?" Anja Link blickt auf 20 Jahre erfolgreichen Austausch im Borderline-Trialog. *Psychosoziale Umschau, 40(1),* 38–39.

Locher, M., Razzai, F. & Weber, N. (2019). Lernen als gemeinsamer Prozess: Erfahrungsexpertise in der Aus- und Weiterbildung von Pflegenden. In Zuaboni, G., Burr, C., Winter, A., & Schulz, M. (Hrsg.), *Recovery und psychische Gesundheit:* Grundlagen und Praxisprojekte. Psychiatrie Verlag.

MacGabhann, L., McGowan, P., Ni Cheirin, L., Amering, M. & Spencer, A. (2012). Mental Health Trialogue Network Ireland – Transforming Dialogue in Mental Health Communities. Dublin: Dublin City University.

MacGabhann, L., Dunne, S., McGowan, P. & Amering, M. (2018). Democratic communities: evaluating trialogue for mental health stakeholders. *Mental Health Review Journal, 23(2),* 94–109. https://www.doi.org/10.1108/MHRJ-08-2017-0032

Mahlke, C., Krämer, U., Kilian, R. & Becker, T. (2015). Bedeutung und Wirksamkeit von Peer-Arbeit in der psychiatrischen Versorgung. *Nervenheilkunde, 34*(04), 235–239. https://www.doi.org/10.1055/s-0038-1627580

Mahlke, C., Schulz, G., Gyöngyver, S., Nixdorf, R. & Bock, T. (2019). Einsatzmöglichkeiten von Peerbegleitung in der psychiatrischen Versorgung. *Bundesgesundheitsblatt, Gesundheitsforschung, Gesundheitsschutz,* 62(2), 214–221.

Mangweth-Matzek, B., Kummer, K. K. & Hoek, H. W. (2023). Update on the epidemiology and treatment of eating disorders among older people. *Current Opinion in Psychiatry, 36*(6), 405–411. https://www.doi.org/10.1097/YCO.0000000000000893

Maon, I., Horesh, D. & Gvion, Y. (2020). Siblings of individuals with eating disorders. a review of the literature. *Front Psychiatry, 11*, 604. https://www.doi.org/10.3389/fpsyt.2020.00604

McNamara, N., & Parsons, H. (2016). 'Everyone here wants everyone else to get better'. The role of social identity in eating disorder recovery. *British Journal of Social Psychology, 55*(4), 662–680. https://www.doi.org/10.1111/bjso.12161

Parker, L. L. & Harriger, J. A. (2020). Eating disorders and disordered eating behaviors in the LGBT population: A review of the literature. *Journal of Eating Disorders, 8*:51. https://www.doi.org/10.1186/s40337-020-00327-y

Pro Mente Sana (2025). Trialogische Seminare. Internetseite der schweizerischen Stiftung Pro Mente Sana. https://promentesana.ch/selbstbestimmt-genesen/angebote-zur-genesung/reden-im-trialog-selbsthilfe (Zugriff am 15.01.2025)

Rubo, M., Forrer, F. & Munsch, S. (2020). Essstörungen bei Männern. *PiD – Psychotherapie im Dialog, 21*(4), 57–61. https://www.doi.org/10.1055/a-0987-6077

Schmidt, U., Adan, R., Böhm, I., Campbell, I. C., Dingemans, A., Ehrlich, S. et al. (2016). Eating disorders: the big issue. *The Lancet Psychiatry, 3*(4), 313–315. https://www.doi.org/10.1016/S2215-0366(16)00081-X

Schradi, E. (2020). Miteinander reden und voneinander lernen – Evaluation des Borderline-Trialogs in Landshut. Masterarbeit an der Hochschule Landshut.

Schradi, E. (2023). Menschen mit einer psychischen Erkrankung, Angehörige und Fachkräfte auf Augenhöhe im Trialog. *FORUM sozial – Die berufliche Soziale Arbeit* 3, 24–26.

Schradi, E. & Wunderer, E. (2021a). Borderline-Trialog: Der Trialog als vielversprechende Methode für Menschen mit Borderline-Persönlichkeitsstörung, deren Angehörige und Fachkräfte. *Soziale Psychiatrie, 45*(2), 36–38.

Schradi, E. & Wunderer, E. (2021b). TRES – Trialog bei Essstörungen. Ein Überblick über Chancen, Anforderungen und bestehende Initiativen. Unveröffentlichter Projektbericht (einsehbar bei den Autorinnen), Hochschule Landshut, IKON.

Schradi, E. & Wunderer, E. (2024). Wo nicht einer dem anderen die Welt erklärt, sondern sich gegenseitig zugehört und voneinander gelernt wird." Der Trialog – ein Hilfeangebot mit Zukunft auch im Bereich Essstörungen? *Soziale Psychiatrie, 48*(3), 25–27.

Schradi, E., Hasenöhrl, C., Hofer, A. & Wunderer, E. (2024). „Die Essstörung ist mein Zufluchtsort" Hintergründe und Merkmale von Essstörungen sowie Ansatzpunkte für soziale Berufe. *Interdisziplinäre Fachzeitschrift für Prävention und Intervention Kindesmisshandlung und -vernachlässigung der DGfPI e.V., 27*(2), 108–109.

Seikkula, J., Arnkil, T. E. (2022). *Offener Dialog: Die Vielfalt der Stimmen im Netz.* Psychiatrie Verlag.

Siemen, H.-L. (2007). Vom Monolog der Psychiatrie. In Bombosch, J. (Hrsg.), *Trialog praktisch: Psychiatrie-Erfahrene, Angehörige und Professionelle gemeinsam auf dem Weg zur demokratischen Psychiatrie* (2. Aufl., S. 18–22). Neumünster: Paranus-Verlag.

Silén, Y. & Keski-Rahkonen, A. (2022). Worldwide prevalence of DSM-5 eating disorders among young people. *Current Opinion in Psychiatry, 35*(6), 362–371. https://www.doi.org/10.1097/YCO.0000000000000818

Sipos, V. & Schweiger, U. (2022). Therapie der Essstörung durch Emotionsregulation (3. Aufl.). Stuttgart: Kohlhammer.

Solmi, M., Monaco, F., Højlund, M., Monteleone, A. M., Trott, M. & Firth, J. et al. (2024). Outcomes in people with eating disorders: A transdiagnostic and disorder-specific systematic review, meta-analysis and multivariable meta-regression analysis. *World Psychiatry, 23*(1), 124–138. https://www.doi.org/10.1002/wps.21182

Strobel, C., Kolbeck, D., Mayer, I., Perras, M. & Wunderer, E. (2020). Muskeldysmorphie: zwanghaftes Streben nach einem muskulösen Körper. *ErnährungsUmschau international, 12,* 214–221.

Treasure, J. & Livanou, M. (2024). Listening to parents caring for individuals with eating disorders through the lens of the common-sense model of illness perception. *International Journal of Eating Disorders, 57(5),* 1119–1122. https://www.doi.org/10.1002/eat.24101

Trialog-Psychoseseminar (2025). Webseite aller deutschsprachigen Psychoseseminare. https://www.trialog-psychoseseminar.de/ (Zugriff am 15.01.2025)

Utschakowski, J. (2016). Peer-Support: Gründe, Wirkungen, Erfahrungen. In Utschakowski, J., Sielaff, G., Bock, T. & Winter, A. (Hrsg.), *Experten aus Erfahrung: Peerarbeit in der Psychiatrie* (S. 16–24). Psychiatrie Verlag.

van Malderen, E., Coen, J. de, Taquet, J. & Goossens, L. (2023). The role of family factors in eating disorders. In Robinson, P., Wade, P., Herpertz-Dahlmann, B., Fernandez-Aranda, F., Treasure, J. & Wonderlich, S. (Hrsg.), *Eating Disorders* (S. 1–14). Cham: Springer International Publishing.

Verband-Ariadne. (2025). Trialogische Treffen in Meran. Verband Ariadne – für die psychische Ge-sundheit aller VFG (Verein zur Förderung des Gemeinwesens). https://www.ariadne.bz.it/trialogische-treffen/ (Zugriff am 15.01.2025)

von Peter, S., Schwedler, H.-J., Amering, M. & Munk, I. (2015). „Diese Offenheit muss weitergehen". *Psychiatrische Praxis, 42*(7), 384–391. https://www.doi.org/10.1055/s-0034-1370212

von Peter, S., Wilfer, A. & Gervink, A. (2019). Recoveryorientierte Gruppenarbeit für Menschen mit Psychoseerfahrungen: ein Non-Manual. Köln: Psychiatrie Verlag.

Witte, J., Zeitler, A., Batram, M., Diekmannshemke, J. & Hasemann, L. (2022). Kinder- und Jugendreport 2022: Kinder- und Jugendgesundheit in Zeiten der Pandemie. Eine Studie im Auftrag der DAK Gesundheit.

Wunderer, E. (2015). Praxishandbuch Soziale Arbeit mit Menschen mit Essstörungen. Weinheim: Beltz Juventa.

Wunderer, E., Borse, S., Lamers, L. & Ommen, O. (2016). Beratungsstellen für Menschen mit Essstörungen. Versorgungslage und Rolle der Sozialen Arbeit. *Soziale Arbeit, 12*, 456–462.

Wunderer, E., Götz, M., Greithanner, J., Maslanka, E., Borse, S. & Voderholzer, U. (2020). Soziale Medien und Essstörungen. Zusammenhänge und Implikationen für die Soziale Arbeit. *Soziale Arbeit, 3*, 89–98.

Wunderer, E., Hierl, F. & Götz, M. (2022a). Einfluss sozialer Medien auf Körperbild, Essverhalten und Essstörungen. *PiD – Psychotherapie im Dialog, 23*(1), 85–89. https://www.doi.org/10.1055/a-1477-1077

Wunderer, E., Bauer, L., Dunkel, T., Simonis, B., Groll, M. & Reichhold, T. (2022b). Gruppenprozesse in Einrichtungen für Menschen mit Essstörung. Fluch und Segen? *PiD – Psychotherapie im Dialog, 23*(1), 67–71. https://www.doi.org/10.1055/a-1477-1481

Wunderer, E., Hofer, A., Schradi, E., Borse, S. & Schnebel, A. (2024a). Essstörungen. In DHS (Hrsg.), *Jahrbuch Sucht 2024* (S. 123–133). Lengerich: Pabst.

Wunderer, E., Hasenöhrl, C., Hofer, A. & Schradi, E. (2024b). Essstörungen – ein Update. *ErnährungsUmschau. Sonderheft 10: Ernährungspsychologie*, 72–77.

Anhang

Die entsprechenden Dokumente finden Sie auch zum Download im pdf-Format (Passwort: 2YTyT6;*) unter:

https://www.beltz.de/978-3-7799-8547-1

Sie können die Dokumente in ein anderes Format umwandeln (z. B. Word) und an Ihren Trialog und Ihre Einrichtung anpassen.

Vorlage für Gesprächsregeln

Trialog Gesprächsregeln

Wir wollen miteinander reden, statt übereinander!

Offene Gespräche werden für alle möglich, indem wir achtsam miteinander umgehen und:

… uns gleichberechtigt und auf Augenhöhe begegnen

•

… einander zuhören und ausreden lassen

•

… von unseren eigenen Erfahrungen sprechen

•

… Aussagen und Erfahrungen nicht bewerten oder verurteilen

•

… die Wahrheit als subjektiv betrachten

•

… Inhalte nicht nach außen tragen und die Anonymität jedes/jeder Einzelnen wahren

•

… für uns selbst Verantwortung übernehmen

•

… auf unsere eigenen Grenzen achten und die Grenzen der anderen respektieren.

TRES
TRIALOG BEI ESSSTÖRUNGEN

Vorlage für einen Flyer

Wie melde ich mich an?

Der Trialog ist ein Angebot für **volljährige** Personen jeden Geschlechts:

Personen mit allen Arten von Essstörungserfahrungen z. B. Bulimia Nervosa Binge-Eating-Störung, Anorexia Nervosa, ARFID, Night-Eating-Syndrom und ähnliche Themen wie Orthorexia Nervosa und Muskeldysmorphie

Angehörige und Zugehörige z. B. Eltern Partner:innen, Geschwister, Freund:innen, Verwandte

Fachkräfte, die mit Essstörungen konfrontiert sind z. B. aus den Bereichen Medizin, Pflege, Ernährung, Psychologie und Therapie, Soziale Arbeit, Genesungsbegleiter:innen, aber auch Schule und gesundheitsbezogene Behörden

Die Teilnahme an allen Abenden wird empfohlen, ist aber nicht Voraussetzung.

Die Teilnehmendenzahl ist begrenzt. Wir bitte Sie daher um eine **Anmeldung** per E-Mail oder Telefon:

E-Mail-Adresse einfügen

Telefonnummer einfügen

Bitte nennen Sie uns bei der Anmeldung nur Ihren Vornamen und ob Sie sich als Person mit Essstörungserfahrung, Angehörige:r oder Fachkraft anmelden möchten. Weitere Daten und auch Ihren Nachnamen brauchen wir nicht. Ihre Angaben werden selbstverständlich vertraulich behandelt.

Für die Teilnahme entstehen keine Kosten.

Wo findet der Trialog statt?

In den Räumlichkeiten von … im … Stockwerk.

Adresse einfügen
Ggf. Karte

So erreichen Sie uns

S-Bahn:
U-Bahn:
Bus:

Ggf. Hinweis zur Parkplatzsituation

Der Trialog bei Essstörungen wird organisiert von:

Adresse der Einrichtung einfügen

Ansprechpartner:in ist
Namen einfügen

Weitere Informationen unter:

Internetseite (wenn vorhanden)

Social Media (wenn vorhanden)

In Kooperation mit

Logo weiterer Kooperationspartner einfügen, wenn vorhanden

Logo
Kooperationseinrichtung

TRES
TRIALOG BEI ESSSTÖRUNGEN

Jahr

Ein Austausch auf Augenhöhe für Personen mit allen Arten von Essstörungserfahrungen, Angehörige und Fachkräfte

Trialog-Abende

Wochentag *Tag Monat Jahr*
Wochentag *Tag Monat Jahr*
Wochentag *Tag Monat Jahr*
Wochentag *Tag Monat Jahr*

jeweils von 00:00 – 00:00 Uhr

Was ist ein Trialog?

Die Chance geteilten Wissens!

Ein Trialog ist ein Gespräch auf Augenhöhe zwischen betroffenen Personen mit allen Arten von Essstörungserfahrungen, Angehörigen und Fachkräften unterschiedlicher Professionen.

Im Trialog sind alle Teilnehmenden Lernende und Expert:innen zugleich:

- Betroffene Personen durch eigene Erfahrung mit Essstörungen
- Angehörige durch (Mit-)Erfahrung und Begleitung im Alltag
- Fachkräfte durch Ausbildung und Beruf

Bei allen Beteiligten sind enorme Kompetenzen und Ressourcen vorhanden, die im Trialog gebündelt und gemeinsam genutzt werden.

Frei von familiären oder therapeutischen Beziehungen können Teilnehmenden ihre Fragen mit anderen betroffenen Menschen, Angehörigen und Fachkräften diskutieren und Erfahrungen und Wissen zum Thema des Trialog-Abends austauschen.

Durch diese weniger emotionale Beziehung finden ungezwungene Gespräche statt, bei dem alle Teilnehmenden von den Erfahrungen und Sichtweisen anderer profitieren können mit dem Ziel:

Miteinander reden.
Einander besser verstehen.
Voneinander lernen.

Wie sprechen wir miteinander?

Wir wollen miteinander reden, statt übereinander!

Offene Gespräche werden für alle möglich, indem wir achtsam miteinander umgehen und:

… uns gleichberechtigt und auf Augenhöhe begegnen

•

… einander zuhören und ausreden lassen

•

… von unseren eigenen Erfahrungen sprechen

•

… Aussagen und Erfahrungen nicht bewerten oder verurteilen

•

… die Wahrheit als subjektiv betrachten

•

… Inhalte nicht nach außen tragen und die Anonymität jedes/jeder Einzelnen wahren

•

… für uns selbst Verantwortung übernehmen

•

… auf unsere eigenen Grenzen achten und die Grenzen der anderen respektieren.

Ein Trialog ist weder eine Therapiesitzung noch eine Selbsthilfegruppe.

Nach dem Konzept von Schradi & Wunderer, entwickelt an der Hochschule Landshut

Wann findet der Trialog statt?

Der Trialog bei Essstörungen findet in einer Gruppe von ca. 15 Personen als Block-Veranstaltung mit vier Terminen statt.

Zwei Moderierende achten auf die Einhaltung der Gesprächsregeln und ein positives Gesprächsklima.

Themen der Trialog-Abende

Datum

Essen ist nicht das Problem?! – Merkmale und Hintergründe von Essstörungen: Welche Erfahrungen machen betroffene Personen, Angehörige und Fachkräfte?

Datum

Ich, du, wir und die Essstörung – Essstörungen im Zusammenhang von Familie, Partnerschaft und Freundeskreis

Datum

Ich will ja, aber… – Was hilft auf dem Weg durch die Essstörung und wie können sich betroffene Personen, Angehörige und Fachkräfte gegenseitig gut unterstützen?

Datum

Essstörungen als Chance?! –
Welche Ressourcen und Wachstumsmöglichkeiten sehen betroffene Personen, Angehörige und Fachkräfte?

Vorlage für ein Plakat

Einladung zu

TRES

Platz für LOGO

TRIALOG BEI ESSSTÖRUNGEN

EIN WISSENS- UND ERFAHRUNGS-AUSTAUSCH AUF AUGENHÖHE

für betroffene Personen mit allen Arten von Essstörungs-erfahrungen, Angehörige und Fachkräfte

Trialog-Gesprächsabende jeweils von *00:00 – 00:00* **Uhr**

Datum ***Essen ist nicht das Problem?!*** – Merkmale und Hintergründe von Essstörungen: Welche Erfahrungen machen betroffene Personen, Angehörige und Fachkräfte?

Datum **Ich, du, wir und die Essstörung** – Essstörungen im Zusammenhang von Familie, Partnerschaft und Freundeskreis

Datum **Ich will ja, aber …** – Was hilft auf dem Weg durch die Essstörung und wie können sich betroffene Personen, Angehörige und Fachkräfte gegenseitig gut unterstützen?

Datum **Essstörungen als Chance?!** – Welche Ressourcen und Wachstumsmöglichkeiten sehen betroffene Personen, Angehörige und Fachkräfte?

Anmeldung

Bitte per E-Mail oder Telefon:

E-Mail
Telefonnummer

Vorname und die Information, ob Sie als betroffene Person, Angehörige:r oder Fachkraft teilnehmen, reichen aus!

TRES ist ein kostenfreies Angebot für **volljährige** Personen **jeden Geschlechts.**

Veranstaltungsort

In den Räumlichkeiten von … im … Stockwerk
Adresse

Angebot von

Einrichtung und Adresse einfügen
Ansprechpartner:in:
Name einfügen

WAS IST DAS ZIEL?

Miteinander reden.
Einander besser verstehen.
Voneinander lernen.

WIE LÄUFT DER TRIALOG AB?

Frei von familiären oder therapeutischen Beziehungen können die Teilnehmenden Fragen diskutieren und sich mit anderen betroffenen Personen, Angehörigen und Fachkräften über das Thema des Abends austauschen – wertfrei und gleichberechtigt in der Rolle der Expert:innen in eigener Sache durch Erfahrung oder Beruf. Zwei Moderierende achten auf die Einhaltung der Gesprächsregeln und ein positives Gesprächsklima. Alles was besprochen wird, bleibt im Raum.

Nach dem Konzept von Schradi & Wunderer, entwickelt an der Hochschule Landshut

Checkliste Moderation: Ablauf

Ablauf	To-do	Material
Vorbereitung und Empfang	• Einladenden Raum mit Stuhlkreis und Plakat „Gesprächsregeln“ sowie Leitthema herrichten • Teilnehmendenliste prüfen • Namensschilder austeilen	• Teilnehmendenliste • Namensschilder • ausreichend Stühle • Plakat und Flyer • Optional: Büchertisch, Blumen, Getränke
Begrüßung im Stuhlkreis	• Moderierende stellen sich vor • „Trialog“ erklären • Ablauf des Gesprächsabends erklären • Hinweis 18+/Psychische Stabilität	
Gesprächsregeln	• Trialog-Gesprächsregeln vorlesen und erklären • Aufgaben der Moderation erklären	• Checkliste Moderation „Gesprächsregeln“ „Aufgaben“
Blitzlicht Anfang	• Teilnehmende stellen sich mit Vornamen und Gruppenzugehörigkeit vor	
Moderation	• Thema des Abends einleiten • Trialog moderieren	• Checkliste Moderation „Aufgaben“ „Impulsfragen“
Blitzlicht Ende	• Abschluss-Blitzlicht einleiten • „Gut nach Hause gehen lassen“: Hinweis auf kurzes „Get-together“ Hinweis auf Austausch Kontaktdaten untereinander, wenn gewünscht Hinweis auf Hilfeadressen • Nächsten Trialog-Termin nennen • Letzter Abend: Themen sammeln	• Checkliste Moderation „Aufgaben“ • Flyer mit Terminen • Hilfeadressen
Ausklang mit Get-together	• Teilnehmenden noch etwas Zeit für Austausch untereinander geben • Raum aufräumen, ggf. mit Teilnehmenden zusammen	

Checkliste Moderation: Gesprächsregeln und Aufgaben

Trialog Gesprächsregeln

Wir wollen miteinander reden, statt übereinander!

Offene Gespräche werden für alle möglich, indem wir achtsam miteinander umgehen und:

... uns gleichberechtigt und auf Augenhöhe begegnen

•

... einander zuhören und ausreden lassen

•

... von unseren eigenen Erfahrungen sprechen

•

... Aussagen und Erfahrungen nicht bewerten oder verurteilen

•

... die Wahrheit als subjektiv betrachten

•

... Inhalte nicht nach außen tragen und die Anonymität jedes/jeder Einzelnen wahren

•

... für uns selbst Verantwortung übernehmen

•

... auf unsere eigenen Grenzen achten und die Grenzen der anderen respektieren.

Ein Trialog ist weder eine Therapiesitzung noch eine Selbsthilfegruppe.

Aufgaben der Moderierenden während des Trialogs

- Wortmeldungen entgegennehmen und der Reihe nach aufrufen
- Auf Einhaltung der Gesprächsregeln achten
- Auf trialogischen Austausch achten (alle Gruppen immer wieder einbeziehen)
- Freundlich begrenzen und auf das Thema zurückführen
- Wertung und Kritik freundlich entkräften
- Ressourcenorientierte Haltung (Fokus auf das, was hilft)
- Auf Zeit achten und Ablauf nach Möglichkeit einhalten
- Nur bei Bedarf aktiv werden und
- (Impuls-)Fragen stellen oder Gesagtes zusammenfassen

Fragen für das kurze Blitzlicht am Anfang: Vornamen und Gruppenzugehörigkeit ggf. Grund *oder* Erwartung für den Trialog

Fragen für das kurze Blitzlicht am Ende: „Was war heute für mich das Wichtigste?" *oder*: „Was nehme ich mit?" *oder*: „Der trialogische Austausch war für mich ..."

Checkliste Moderation: Impulsfragen 1. Abend

Auf das Expert:innentum vertrauen! ☺

Generell gilt für alle (Impuls-)Fragen: Sie sind nur Vorschläge und müssen nicht verwendet werden und schon gar nicht alle. Sie sind als Hilfe gedacht, wenn das Gespräch einmal stockt (Stille als „Nachdenkzeit" aushalten ☺).

Allgemein hilfreiche Fragen:

- Welche Erfahrungen habt ihr gemacht (als Betroffene/Angehörige/Fachkräfte)?
- Gibt es andere Erfahrungen? Wie sehen das die Betroffenen/Angehörigen/Fachkräfte?
- Was wünscht ihr euch in so einer Situation von Betroffenen/Angehörigen/Fachkräften?
- Was bedeutet für euch „XY"?
- Was genau meinst du, wenn du sagst ...? Hast du dafür ein Beispiel?
- Wie seid ihr mit der Situation „XY" umgegangen? Was war dabei hilfreich?

Essen ist nicht das Problem?! – Merkmale und Hintergründe von Essstörungen: Welche Erfahrungen machen betroffene Personen, Angehörige und Fachkräfte?

- Was versteht ihr unter einer Essstörung, als Betroffene/Angehörige/Fachkräfte?
- Wie hat sich die Essstörung am Anfang gezeigt? Wie hat sie sich weiterentwickelt?
- Was waren rückblickend „Frühwarnzeichen" für euch?
- Was hat euch geholfen, die Hintergründe der Essstörung zu verstehen?
- Gibt es unterschiedliche Erklärungsmodelle in der Familie / im Umfeld?
- Ist (Nicht-)Essen das Problem? Oder der Lösungsversuch?
- Welche Funktion könnte die Essstörung haben? Wozu ist sie vielleicht gut? Wobei hilft sie?

Platz für die „Redeliste" (Reihenfolge der Wortmeldungen)

Checkliste Moderation: Impulsfragen 2. Abend

Auf das Expert:innentum vertrauen! ☺

Generell gilt für alle (Impuls-)Fragen: Sie sind nur Vorschläge und müssen nicht verwendet werden und schon gar nicht alle. Sie sind als Hilfe gedacht, wenn das Gespräch einmal stockt (Stille als „Nachdenkzeit" aushalten ☺).

Allgemein hilfreiche Fragen:

- Welche Erfahrungen habt ihr gemacht (als Betroffene/Angehörige/Fachkräfte)?
- Gibt es andere Erfahrungen? Wie sehen das die Betroffenen/Angehörigen/Fachkräfte?
- Was wünscht ihr euch in so einer Situation von Betroffenen/Angehörigen/Fachkräften?
- Was bedeutet für euch „XY"?
- Was genau meinst du, wenn du sagst ...? Hast du dafür ein Beispiel?
- Wie seid ihr mit der Situation „XY" umgegangen? Was war dabei hilfreich?

Ich, du, wir und die Essstörung – Essstörungen im Zusammenhang von Familie, Partnerschaft und Freundeskreis

- Was verändert die Essstörung in der Beziehung zwischen Eltern und Kindern/Partnerschaften/Freundschaften? Wie geht ihr damit um?
- Wie spreche ich Partner:innen / eigene Kinder / Geschwister / Freunde darauf an, wenn ich das Gefühl habe, dass eine Essstörung vorliegen könnte bzw. die Person wieder stärker Essstörungssymptome zeigt?
- Was wünscht ihr euch im Umgang miteinander? Was ist hilfreich, was schadet?
- Wie sieht hilfreiche Unterstützung aus? Wie viel Kontrolle/Grenzen vs. Freiheit/Vertrauen braucht es?
- Wie können „Essstörungs-Teufelskreise aussehen" (z. B. gegenseitige Ansteckung, „Herunterziehen")? Wie können sie erkannt und durchbrochen werden?
- Wie können „Essstörungs-Engelskreise aussehen" (z. B. gegenseitige Motivation, positives Mitreißen)? Wie können sie etabliert werden?

Platz für die „Redeliste" (Reihenfolge der Wortmeldungen)

Checkliste Moderation: Impulsfragen 3. Abend

Auf das Expert:innentum vertrauen! ☺

Generell gilt für alle (Impuls-)Fragen: Sie sind nur Vorschläge und müssen nicht verwendet werden und schon gar nicht alle. Sie sind als Hilfe gedacht, wenn das Gespräch einmal stockt (Stille als „Nachdenkzeit" aushalten ☺).

Allgemein hilfreiche Fragen:

- Welche Erfahrungen habt ihr gemacht (als Betroffene/Angehörige/Fachkräfte)?
- Gibt es andere Erfahrungen? Wie sehen das die Betroffenen/Angehörigen/Fachkräfte?
- Was wünscht ihr euch in so einer Situation von Betroffenen/Angehörigen/Fachkräften?
- Was bedeutet für euch „XY"?
- Was genau meinst du, wenn du sagst …? Hast du dafür ein Beispiel?
- Wie seid ihr mit der Situation „XY" umgegangen? Was war dabei hilfreich?

Ich will ja, aber… – Was hilft auf dem Weg durch die Essstörung und wie können sich betroffene Personen, Angehörige und Fachkräfte gegenseitig gut unterstützen?

- Was ist hilfreich im Umgang miteinander? Was wird als unterstützend/hilfreich empfunden von Betroffenen, Angehörigen und Fachkräften? Was nicht?
- Welche Angebote werden als hilfreich empfunden (z. B. ambulante Beratung/Therapie, stationäre Therapie/Klinik, Gruppentherapie, Selbsthilfegruppe, Ernährungsberatung, betreutes Wohnen etc.)? Für wen und in welcher Situation?
- Was sind gute Hilfen im Alltag?
- Was fördert die Veränderungsmotivation?
- Was wünscht ihr euch von der jeweils anderen Gruppe?
- Welche Lücken gibt es im Behandlungs- bzw. Hilfesystem?
- Welche hilfreichen Erfahrungen haben Fachkräfte gemacht?
- Wie kann ich gut für mich sorgen – auch als Angehörige:r und Fachkraft?

Platz für die „Redeliste" (Reihenfolge der Wortmeldungen)

Checkliste Moderation: Impulsfragen 4. Abend

Auf das Expert:innentum vertrauen! ☺

Generell gilt für alle (Impuls-)Fragen: Sie sind nur Vorschläge und müssen nicht verwendet werden und schon gar nicht alle. Sie sind als Hilfe gedacht, wenn das Gespräch einmal stockt (Stille als „Nachdenkzeit“ aushalten ☺).

Allgemein hilfreiche Fragen:

- Welche Erfahrungen habt ihr gemacht (als Betroffene/Angehörige/Fachkräfte)?
- Gibt es andere Erfahrungen? Wie sehen das die Betroffenen/Angehörigen/Fachkräfte?
- Was wünscht ihr euch in so einer Situation von Betroffenen/Angehörigen/Fachkräften?
- Was bedeutet für euch „XY“?
- Was genau meinst du, wenn du sagst …? Hast du dafür ein Beispiel?
- Wie seid ihr mit der Situation „XY“ umgegangen? Was war dabei hilfreich?

Essstörungen als Chance?! – Welche Ressourcen und Wachstumsmöglichkeiten sehen betroffene Personen, Angehörige und Fachkräfte?

- Wie können Betroffene und Angehörige an der Essstörung wachsen?
- Was kann uns eine Essstörung lehren?
- Wozu könnte eine Essstörung gut sein – für Betroffene/Angehörige/Fachkräfte?
- Welche positiven Eigenschaften und Kompetenzen haben Menschen mit Essstörungserfahrungen?
- Was ist heute besser als vor der Essstörung?
- Wo und wie haben wir die Essstörung heute besser im Griff?
- Welcher Satz kann Mut machen – für Betroffene/Angehörige/Fachkräfte?

Platz für die „Redeliste“ (Reihenfolge der Wortmeldungen)

Checkliste Moderation: Teilnehmendenliste

Datum: ....

	Vorname	Betroffene	Angehörige	Fachkräfte	Anwesend
1					
2					
3					
4					
5					
6					
7					
8					
9					
10					
11					
12					
13					
14					
15					
16					
17					
18					
19					
20					
21					
20					

Vorschläge für weitere Themen

Essstörungen berühren vielfältige Themen, die über die Therapie hinaus in viele Lebensbereiche hineinwirken. Die folgenden Vorschläge eröffnen neue Perspektiven auf das Erleben und den Umgang mit Essstörungen: Sie laden Personen mit eigener Essstörungserfahrung, Angehörige und Fachkräfte dazu ein, sich mit gesellschaftlichen Einflüssen, emotionalen Herausforderungen und sozialen Dynamiken auseinanderzusetzen.

Wir haben diese Themenvorschläge aus verschiedenen Quellen zusammengetragen und stellen sie Ihnen als Inspiration zur Verfügung. Prüfen Sie bitte individuell, ob die Themen für die jeweilige Gruppe und die Moderierenden geeignet sind, und passen Sie die Formulierungen nach Ihren Vorstellungen an.

Noch besser: Fragen Sie direkt die Trialog-Teilnehmenden, welche Themen ihnen am Herzen liegen und für sie relevant sind.

Mit freundlicher Genehmigung listen wir zunächst die Themen auf, die vom Therapie-Centrum für Essstörungen (TCE) in München, der Beratungsstelle zu Essstörungen des SkF e.V. in Bamberg und dem Beratungszentrum Ess-Störungen in Leipzig (BEL), nach Abschluss des Projekts für künftige Trialoge formuliert wurden.

- **„Seht ihr mich eigentlich noch?“** – Geschwisterbeziehungen zwischen Beistand und Konkurrenz
- **„Ich glaub an dich!“** – Hilfreiche und stärkende Verhaltensweisen im Umgang mit Essstörungen
- **„... und im Bad macht sie heimlich Sit-ups!“** – Umgang mit Lügen, Tricks und Heimlichkeit
- **„Manchmal geht mir die Kraft aus ...“** – Die Rolle der Angehörigen im Genesungsprozess
- **„Ein Bild sagt mehr als tausend Worte“** – Kreative Ansätze in der Therapie von Essstörungen
- **„Iss dich schlank und bleib fit!“** – Essstörungen im Kontext unserer Gesellschaft
- **„Was, wenn ich es weitergebe?“** – Von Essstörungen betroffene Eltern und ihre Kinder
- **„Wenn das die anderen wüssten ...!“** – Schuld- und Schamgefühle im Zusammenhang mit der Essstörung
- **„Wann ist eine Essstörung vorbei?“** – Lebensmodelle nach langjähriger Therapie
- **„Bitte tu, was ich nicht will!“** – Der Umgang mit Essstörungen im Spannungsfeld zwischen Selbst- und Fremdbestimmung
- **Hungrig nach ...** – Welche Bedürfnisse stecken hinter einer Essstörung? Was brauchen Betroffene, Angehörige und Fachkräfte, um diesen gerecht zu werden? Und dürfen auch Grenzen gelebt werden?

- **Über einen Kamm scheren?** – Welche Vorurteile und Stigmatisierungen begegnen Betroffenen, Angehörigen und Fachkräften? Wie kann mit ihnen umgegangen werden und was braucht es, um sie abzubauen?
- **Zwischen den Stühlen** – Wie kann mit ambivalenten Gefühlen wie Wut und Angst, Sorge und Fürsorge umgegangen werden? Welche Angebote des Hilfesystems sind hilfreich?
- **Offener Themenabend.** – Welches Thema beschäftigt Sie als Teilnehmende des Trialogs? Das Thema des Abends ermitteln wir aus Ihren Vorschlägen. Teilen Sie uns Ihre Themenwünsche gerne bei Ihrer Anmeldung mit.

Im Weiteren finden Sie zusätzliche (z. T. spezifische) Themen aus dem Ideenpool des Projekts sowie aus verschiedenen Borderline- und Psychose-Trialogen, die sich ebenfalls auf einen Trialog bei Essstörungen übertragen lassen.

- **„Essen oder nicht essen, das ist hier die Frage"** – Die Rolle von Essensregeln, Ritualen und Zwängen: Was steckt dahinter und wie kann man sich von ihnen lösen?
- **Der Einfluss der Medien** – Social Media, Werbung und Schönheitsideale: Welche Auswirkungen haben sie auf die Entstehung von Essstörungen? Was können Betroffene, Angehörige und Fachkräfte tun?
- **Body Shaming** – Was ist das? Und was hat das mit Essstörungen zu tun?
- **Männlich, stark, essgestört?** – Essstörungen bei Männern: Warum werden sie oft übersehen und wie kann männlichen Personen mit Essstörungserfahrung geholfen werden?
- **Wenn Worte weh tun** – Die Rolle von Sprache im Umgang mit Essstörungen: Wie beeinflussen Worte und Kommentare das Selbstbild von betroffenen Personen? Wie können Angehörige und Fachkräfte achtsam kommunizieren?
- **Schritt für Schritt in die Freiheit** – Der Weg zur Heilung: Wie sieht der individuelle Genesungsprozess bei Essstörungen aus? Welche kleinen Erfolge können gefeiert werden?
- **Ich fühle nichts – oder zu viel** – Der Zusammenhang von Essstörungen und emotionaler Regulation: Wie gehen Personen mit eigener Essstörungserfahrung mit überwältigenden Emotionen um? Wie kann ein gesunder Umgang erlernt werden?
- **Essen als Kompensation** – Emotionale Essgewohnheiten: Wie hängen Stress, Langeweile oder Trauer mit Essverhalten zusammen? Wie kann wieder eine gesunde Beziehung zum Essen etabliert werden?
- **Essstörungen und Sucht** – Die Überlappung zwischen Essstörungen und Suchtverhalten: Wie hängen sie zusammen und welche Therapieansätze sind hilfreich?
- **Zwischen Pflichtgefühl und Ohnmacht** – Was können Angehörige tun und wann brauchen sie selbst Hilfe?
- **Essstörungen im mittleren und höheren Lebensalter** – Wie äußern sie sich? Was hilft?

- **Der Weg zur Genesung** – Erfolgsgeschichten und positive Veränderungen durch den Umgang mit Essstörungen: Wie können Betroffene und Angehörige ihre Erfahrungen als Stärke nutzen?
- **Eltern und Essstörungen** – Wie beeinflusst eine Essstörung die Beziehungsgestaltung, und wie können Mütter bzw. Väter ihre Kinder auf dem Weg zur Bewältigung und Genesung unterstützen?
- **„Wie erkläre ich das meinen Kindern?"** – Eltern mit Essstörung im Spannungsfeld von Offenheit und Schutz
- **Essstörungen im LGBTIQ+ Kontext** – Welche Herausforderungen gibt es in der Community und wie kann Unterstützung aussehen?
- **Herausforderungen in der Behandlung von Essstörungen** – Welchen Schwierigkeiten begegnen Betroffene, Angehörige und Fachkräfte? Was wünschen sie sich?
- **Therapie … und sonst?** – Was hilft außerhalb der Therapie noch bei der Bewältigung der Essstörung?
- **Essstörungen und weitere Diagnosen** – Welche therapeutischen Ansätze sind sinnvoll? Wie kann ein Ausstieg aus Teufelskreisen mit mehreren Diagnosen gelingen?
- **„Hilfe, ich habe „Essstörungen" gegoogelt"** – Das Bild von Essstörungen in der Öffentlichkeit. Wie lässt sich zwischen Fakten und Vorurteilen unterscheiden?
- **Was tun bei Tisch?** – Wie können (gemeinsame) Essenssituationen gut gestaltet werden?
- **Alarmsignale erkennen** – Wie kann auffälliges Essverhalten rechtzeitig erkannt werden? Wie spreche ich mein Gegenüber darauf an? Welche Angebote durch das Umfeld oder das Hilfesystem sind hilfreich?
- **Essstörung und Grenzen** – Wo ziehe ich Grenzen, wo komme ich an meine Grenzen?
- **Wie kann ich auf mich achten?** – Was können Angehörige und Fachkräfte für Personen mit Essstörungserfahrungen, aber auch für sich selbst tun? Wie können Personen mit Essstörungserfahrungen gut für sich sorgen?

Vorschlag für einen Feedback-Fragebogen

Auf den folgenden Seiten finden Sie einen Vorschlag für einen Feedback-Bogen. Die kürzere Version umfasst die ersten zwei Seiten und wenige offene Fragen.

Wenn Sie noch mehr und differenziertere Rückmeldungen haben möchten, empfehlen wir Ihnen, zusätzlich die dritte Seite auszuteilen, die offene Fragen enthält. Oder Sie stellen sich Ihren Feedbackbogen selbst zusammen und ergänzen Fragen, die Sie speziell interessieren.

Viel Spaß und interessante Rückmeldungen!

Liebe Teilnehmende des Trialogs bei Essstörungen!

Wir freuen uns, dass Sie am Trialog bei Essstörungen teilgenommen haben. Gerne möchten wir diesen weiterentwickeln, und dazu ist uns Ihre Meinung sehr wichtig! Bitte nehmen Sie sich kurz Zeit für diesen Fragebogen. Ihre Antworten werden selbstverständlich absolut vertraulich und anonym behandelt, bei Nichtteilnahme entstehen Ihnen keine Nachteile. Für Fragen stehen wir gerne zur Verfügung. ***Vielen Dank für Ihre Unterstützung!***

Zunächst ein paar wenige Angaben zu Ihrer Person
(Kreuzen Sie bitte Zutreffendes an bzw. füllen Sie aus)

1. Alter: .... Jahre

2. Geschlecht: ☐ weiblich ☐ männlich ☐ divers

3. Welcher Gruppe rechnen Sie sich zu?
(Sie können auch mehrere Felder auswählen, wenn Sie z. B. betroffen und zugleich Angehörige:r sind)
☐ **Betroffene Person** und habe Essstörungserfahrung im Bereich
☐ Anorexia nervosa ☐ Bulimia nervosa ☐ Binge-Eating-Störung
☐ Andere, und zwar ....

○ mit Beratungs- oder Therapieerfahrung
○ ohne Beratungs- oder Therapieerfahrung

☐ **Angehörige Person** in der Rolle der
☐ Mutter ☐ Vater ☐ Partner:in ☐ Freund:in ☐ Geschwister
☐ Andere ....

○ mit Beratungs- oder Therapieerfahrung
○ mit Beratungs- oder Therapieerfahrung

☐ **Fachkraft** und zwar ....
☐ **Interessierte Person** (nicht betroffen, angehörig, beruflich mit Essstörungen befasst)

Nun wüssten wir gerne, wie Sie zum Trialog bei Essstörungen kamen

4. Wie bzw. wo sind Sie auf den Trialog bei Essstörungen aufmerksam geworden?
☐ Internet ☐ Flyer ☐ E-Mail ☐ Zeitung ☐ Radio
☐ durch Angehörige/Freundeskreis
☐ durch Betroffene
☐ durch Fachkräfte (Therapeut:innen, Ärzt:innen, Klinik, Beratungsstellen oder Ähnliches)
☐ Sonstiges, und zwar: ....

5. Wie oft haben Sie am Trialog bei Essstörungen teilgenommen?
☐ Ich habe heute zum ersten Mal an einem Trialog bei Essstörungen teilgenommen
☐ Ich habe zuvor bereits an mindestens einem Trialog bei Essstörungen teilgenommen

6. Was ist Ihnen besonders wichtig beim Trialog bei Essstörungen?
(Sie können mehrere Antworten ankreuzen)
☐ Leitthemen an den Gesprächsabenden
☐ Kontinuität der Gruppenmitglieder
☐ Regelmäßige Treffen (Wunschturnus: …………)
☐ Mitsprache bei der Themenwahl
☐ Expertenvortrag am Anfang
☐ Anerkennung als Fortbildung/Teilnahmebestätigung
☐ Ausgewogene Zusammensetzung (ähnlich viele Betroffene, Angehörige, Fachkräfte)
☐ Sonstiges, und zwar: ………………………………………………………

7. Wie beurteilen Sie den Trialog bei Essstörungen

	Stimme voll zu	Stimme eher zu	Stimme eher nicht zu	Stimme gar nicht zu
Ich habe mich mit meinem Anliegen ernst genommen gefühlt.	☐	☐	☐	☐
Die Gesprächsatmosphäre war angenehm.	☐	☐	☐	☐
Durch den Trialog hat sich mein Verständnis für andere Perspektiven (von Betroffenen, Angehörigen, Fachkräften) erhöht.	☐	☐	☐	☐
Durch den Trialog hat sich mein Verständnis für Essstörungen erhöht.	☐	☐	☐	☐
Ich habe Ideen für meinen privaten bzw. beruflichen Alltag gewonnen.	☐	☐	☐	☐
Mit der Moderation war ich zufrieden.	☐	☐	☐	☐
Die Organisation des Trialogs war gut.	☐	☐	☐	☐

8. Und zu guter Letzt bitten wir Sie um Ihr zusammenfassendes Feedback
Ich werde noch einmal am Trialog bei Essstörungen teilnehmen.
☐ Ja ☐ Nein ☐ Vielleicht
Ich werde den Trialog bei Essstörungen weiterempfehlen.
☐ Ja ☐ Nein ☐ Vielleicht
Meine Gesamtnote für den heutigen Trialog bei Essstörungen ist …… *(in Schulnoten von 1–6)*

9. Wir freuen uns über weitere Rückmeldungen und Themenwünsche

____

____

____

____

____

Vielen Dank für Ihre Rückmeldung! ☺